CONTRIBUTION A L'ÉTUDE

DES

GREFFES AUTOPLASTIQUES

(OU DERMO-ÉPIDERMIQUES)

D'après la Méthode de M. le professeur OLLIER

PAR

LE DR J. PERRET

LYON

A. REY - IMPRIMEUR DE LA FACULTÉ DE MÉDECINE

4, RUE GENTIL, 4

1896

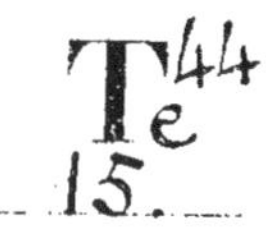

CONTRIBUTION A L'ÉTUDE

DES

GREFFES AUTOPLASTIQUES

(OU DERMO-ÉPIDERMIQUES)

D'après la Méthode de M. le professeur OLLIER

CONTRIBUTION A L'ÉTUDE

DES

GREFFES AUTOPLASTIQUES

(OU DERMO-ÉPIDERMIQUES)

D'après la Méthode de M. le professeur OLLIER

PAR

LE DR J. PERRET

LYON

A. REY IMPRIMEUR DE LA FACULTÉ DE MÉDECINE

4, RUE GENTIL, 4

—

1896

INTRODUCTION

Lorsqu'on cherche à se faire une idée de la valeur des greffes autoplastiques, on est frappé de voir combien sont différentes les opinions des chirurgiens sur ce sujet. Tandis qu'un grand nombre disent avoir toujours eu à se louer de l'emploi de ces greffes qu'ils ont admises parmi les opérations courantes de la chirurgie, un certain nombre d'autres paraissent, au contraire, vouloir restreindre dans de larges mesures la place que cette opération doit occuper. et quelques-uns même, s'ils ne peuvent se refuser à admettre que les greffes prennent et persistent, ne sont pas loin de leur refuser pourtant toute efficacité pratique.

L'idée de cette thèse nous a été suggérée par cette opposition que l'on trouve entre divers chirurgiens, et notre but a été de faire une sorte d'enquête impartiale sur la valeur pratique des greffes autoplastiques. Les faits que nous avons pu observer, et les travaux que nous avons lus nous ont amené à penser que cette méthode de greffes a une valeur incontestable, et nous avons cherché à mettre en lumière quelles sont ses indications principales, et quels sont les services qu'on peut y demander.

M. le professeur Ollier a bien voulu nous remettre quelques très intéressantes observations de greffes autoplastiques ; il nous a fait, de plus, le grand honneur d'accepter la présidence de notre thèse ; nous sommes heureux de trouver ici l'occasion de lui exprimer nos sentiments de sincère gratitude. Nous remercions aussi M. le professeur agrégé Gangolphe des excellents conseils qu'il a bien voulu nous prodiguer.

Que M. Nové-Josserand, chirurgien des hôpitaux, reçoive ici la respectueuse expression de notre vive reconnaissance pour son précieux et bienveillant concours à notre modeste travail, dans lequel il nous a guidé de ses conseils éclairés, et pour lequel il a bien voulu nous communiquer la plupart des observations que nous rapportons.

Nous tenons également à remercier notre ami M. Bonnaymé, qui a mis à notre disposition ses connaissances des langues étrangères.

CONTRIBUTION A L'ÉTUDE

DES

GREFFES AUTOPLASTIQUES

(OU DERMO-ÉPIDERMIQUES)

D'après la Méthode de M. le professeur OLLIER

CHAPITRE PREMIER

HISTORIQUE

De tout temps, les vastes ulcères ou larges pertes de substance, quelle qu'en fût la cause, ont éveillé la sagacité des chirurgiens : on peut dire, à l'heure actuelle, que peu de sujets dans l'art de guérir aient été traités aussi longuement et dans tous les pays et même dans les temps les plus reculés.

Nous nous proposons, dans cette thèse, de traiter un sujet, non pas nouveau, mais qui n'est pas encore bien apprécié par beaucoup de chirurgiens : nous voulons parler de la **greffe dermo-épidermique** ou **autoplastique**, selon la méthode indiquée par M. le professeur Ollier, de Lyon, en 1872.

Notre intention était de traiter des greffes dermo-épidermiques, simplement en laissant de côté la question des

greffes animales et greffes épidermiques de L. Reverdin.

L'école lyonnaise a pris une part si active, au moment
où les essais de greffe épidermique ont été tentés, qu'il
nous semble impossible de négliger tout à fait l'histori-
que de cette question.

Nous ne parlerons pas des méthodes anaplastiques,
indienne, italienne, française, si ce n'est que par comparaison ; nous négligerons également de nous occuper des
greffes animales ou zoogreffes.

Greffe épidermique.

Etant interne dans le service de M. le professeur Guyon,
L. Reverdin avait observé que dans certaines plaies à
cicatrisation lente, il se faisait parfois de petits îlots d'épiderme à la surface de certains bourgeons ; que ces petits
îlots allaient s'agrandissant en hâtant la cicatrisation des
plaies.

En observateur pratique, il sut tirer parti de ce que le
hasard avait placé sous ses yeux : L. Reverdin, mettant à
profit les expériences de Paul Bert sur la greffe animale,
eut l'idée d'enlever de petits lambeaux d'épiderme et de
les appliquer sur les plaies; le succès dépassa ses espé-
rances et, dès 1869, ce chirurgien présenta à l'Académie
des sciences un mémoire sur ce sujet.

Sitôt après cette communication, les tentatives de
greffe se multiplièrent : Guyon, Gosselin, Duplay, Alph.
Guerin, à Paris; Auguste Reverdin et Hergott, à Stras-

bourg, obtinrent un succès si favorable, qu'un an après, la méthode découverte par L. Reverdin était vulgarisée.

En Angleterre, Pollok et Holmes; etc., pratiquèrent des greffes avec certaines modifications dans le manuel opératoire de L. Reverdin. Peu après, cette opération était pratiquée en Allemagne et à Vienne par le professeur Czerny ; Scoroff et B. Howard l'essayaient, le premier en Russie, le second en Amérique.

A Lyon, les chirurgiens ne restèrent pas en retard : dès la communication de L. Reverdin, des essais furent tentés, les premiers par Létiévant, en 1869; une de ses observations est relatée dans la thèse de Colrat. Les professeurs Valette et Desgranges pratiquèrent aussi la greffe sans beaucoup de succès. Gayet a fait de nombreuses greffes ; ce chirurgien a eu des succès et des insuccès; il relate une observation de scalp traitée par cette méthode.

Laroyenne et Horand se mirent à l'unisson et pratiquèrent des greffes, mais sans succès ; aussi ces deux chirurgiens attribuèrent-ils le succès de cette méthode à ce que les pansements étaient bien mieux soignés, mais non·à l'action de la greffe même.

M. le professeur Ollier s'aperçut que souvent les greffes étaient emportées par le pus, ou la sérosité des plaies : il eut dès lors l'idée de faire des lambeaux plus grands et plus épais afin de les fixer plus sûrement sur la surface à greffer.

On peut dire qu'à partir de ce moment, ce fut la greffe **dermo-épidermique ou autoplastique** que pratiqua M. le professeur Ollier.

Afin de bien montrer que la priorité de ce procédé lui

appartient, nous allons donner l'observation suivante tirée de la thèse de Colrat en 1871, observation XI :

« Chauvy, du Puy (Haute-Loire), âgé de 28 ans, homme robuste, entre à l'Hôtel-Dieu de Lyon au mois de septembre 1869, dans le service de M. le professeur Ollier, pour une ulcération existant sur la face externe de l'avant-bras.

« Cette ulcération a l'aspect cancroïdal, mesure 4 centimètres de long sur 3 de large. Un traitement à l'iodure de potassium reste sans effet. Le malade rentre dans le même service en avril 1870.

« Le 25, on enlève la partie malade ; on fait une plaie ayant 14 centimètres de longueur sur 8 centimètres de largeur.

« C'est sur cette plaie que M. le professeur Ollier pratique le 10 mai, *par son procédé*, trois greffes autoplastiques qui prirent toutes.

« Le 26 mai, trois nouvelles transplantations, suivies de réunion.

« Le 20 juin, la cicatrisation est complète. »

Cette observation montre bien que M. le professeur Ollier a employé pour ces greffes son procédé, et non celui de Reverdin.

Si nous plaçons ici cette observation, c'est que nous aurons à y revenir plus loin.

M. le professeur Ollier ne fut pas le seul à modifier la greffe de Reverdin. D'autres l'imitèrent.

Aubert, de Lyon, greffe un lambeau enlevé sur un gros orteil qu'on venait d'amputer ; il n'eut pas de succès, Marc

Sée, de Paris, sème sur la plaie de simples squames épidermiques. Pollok, en Angleterre, incise les bourgeons
afin d'y planter, pour ainsi dire, sa greffe.

La thèse de Colrat, en 1871, résume la question des
greffes et ouvre tout un horizon nouveau. et on peut dire
que les règles qu'il a tracées sont encore suivies aujour-
d'hui :

Il recommande de prendre les lambeaux autant que
possible sur un endroit à peau fine et l'épiderme mince.
Il est de toute utilité de bien connaitre le sujet afin de ne
pas transmettre une maladie virulente. Il fait surtout
remarquer qu'il faut que le lambeau contienne une partie
de la couche de Malpighi ; si l'on doit prendre les greffes
sur un sujet étranger, il est désirable qu'il soit jeune.

La plaie doit être recouverte de bourgeons de bonne
nature. ne saignant pas : les greffes ne prennent pas sur
les plaies grisâtres, à mauvais aspect.

Parlant de la physiologie et de l'histologie des greffes,
Colrat affirme que, dans les greffes, pas plus que sur le
bord des plaies, il est impossible de voir aucune trace de
multiplication des cellules épithéliales : c'est donc par
transformation des cellules embryonnaires voisines que
s'opère la reconstitution de l'épiderme. La greffe agit
par action de présence ; quant au rôle du reticulum et de
la zone épidermoïdale, M. Colrat voudrait être plus expli-
cite, mais il se croit obligé à une grande réserve.

En 1872, M. Marduel publie, dans le *Lyon Médical*,
une étude critique sur tous les ouvrages parus traitant de
la greffe épidermique. Dans cette analyse, Marduel cite un
mémoire de Bryant, qui dit : « Il est indubitable que les
greffes agissent comme stimulant de la cicatrisation,

mais il pense en outre que les portions greffées croissent par prolifération de leurs propres cellules. »

A l'appui de cette assertion, Bryant rapporte l'observation d'un homme blanc chez lequel il transporta, sur un ulcère de la jambe, quatre petites greffes de peau de nègre ; les quatre réunies ne dépassaient pas la grosseur d'un grain d'orge.

En dix semaines les greffes étaient réunies et formaient une plaque de peau noire vingt fois plus large que les lambeaux primitifs : il en déduit que les lambeaux croissent par prolifération de leurs propres cellules en même temps qu'elles excitent le pouvoir de formation cutanée des bourgeons. L'auteur de cette expérience n'est pas partisan des grands lambeaux.

A partir de ce moment, les chirurgiens n'obtenant pas des résultats très satisfaisants avec la greffe de Reverdin, abandonnent cette méthode pour la pratique de la méthode de M. le professeur Ollier.

M. le professeur Poncet, alors interne, publie en 1871, dans le *Lyon Médical*, une très belle étude sur les greffes dermo-épidermiques selon la méthode de M. le professeur Ollier, et donne deux observations où il y a eu succès.

En 1873, le même auteur présente à la Société de médecine un malade sur qui M. le professeur Ollier avait pratiqué la greffe ; il démontrait à la Société que les lambeaux ne se résorbaient pas toujours comme le voulaient plusieurs chirurgiens, mais que la greffe donnait un résultat durable.

Donc, d'après ce que nous venons de dire, il est parfaitement démontré qu'avec M. le professeur Ollier naît une méthode nouvelle, qui n'a rien de commun avec celle de

L. Reverdin. En effet, ce ne sont plus de petits lambeaux épidermiques qu'emploie M. le professeur Ollier, mais des lambeaux cutanés ou dermo-épidermiques, très longs et très larges.

La méthode de M. le professeur Ollier procède d'un nouveau système et se pratique par une nouvelle opération : cette méthode diffère essentiellement des données de L. Reverdin.

M. le professeur Ollier, en un mot, procède, par une manière nouvelle, à une véritable autoplastie.

Greffe dermo-épidermique du professeur Ollier

M. le professeur Ollier pratiquait la méthode dont il a tracé le manuel opératoire depuis deux ans, quand il fit sa première communication à l'Académie des sciences, en 1872.

Lefort, la même année, faisait également une communication à la Société de chirurgie : le chirurgien de Paris avait fait une autoplastie à lambeau détaché, pour un ectropion ; mais il ne réussit pas. Il reconnut de suite que, pour obtenir un succès, il ne fallait pas que le lambeau eût toute l'épaisseur de la peau : il est d'avis de flageller la partie où on prendra le lambeau, selon la méthode indienne.

Dans la même séance, Labbé et Galézouski font connaître à la Société chacun un cas de greffe des paupières, mais ils avaient employé de petits lambeaux.

En France, l'exemple de M. le professeur Ollier fut

suivi par Dubreuil, Broca, Bœkel ; en Angleterre, par
Pollok, Holmes : en Allemagne, par Illing ; à Vienne,
par Sichel et Wecker ; ces auteurs firent connaître les
résultats de leurs opérations.

En 1874, beaucoup de chirurgiens pratiquaient la greffe
selon la méthode de M. le professeur Ollier.

Il va sans dire que tous n'obtinrent pas des résultats
parfaits : l'antisepsie étant encore inconnue, l'opération
était donc pratiquée souvent dans de mauvaises conditions. Les greffes ne prenaient pas ou se gangrenaient ;
il arrivait souvent qu'après une apparence de guérison,
les lambeaux se résorbaient.

Après des insuccès répétés, cette méthode semble perdre
du terrain en France et n'est plus que rarement pratiquée.

A cette époque, un chirurgien allemand, Thiersch, de
Leipzig, qui s'occupait beaucoup de greffes, était surpris
des nombreux insuccès. Il en chercha la cause : cet observateur perspicace crut trouver, et il avait peut-être raison, les causes de la non-réussite de la greffe chez certains
sujets dont les plaies bourgeonnaient d'une manière exagérée.

Frappé de voir, chez ces derniers sujets, les lambeaux
tomber ou se résorber, et même de voir une rétraction
exagérée de la cicatrice après guérison, il en conclut que
la cause des échecs pouvait bien être les bourgeons, trop
exubérants, sur qui les greffes n'adhéraient pas assez
intimement et se mortifiaient ou s'unissaient rapidement à
la plaie et disparaissaient avec la rétraction des bourgeons.

Thiersch, pour remédier à ces inconvénients, eut l'idée

de racler les plaies bourgeonnantes, procédé que Pollok avait déjà employé, mais bien plus timidement quand il pratiquait la greffe de Reverdin.

Soit que dans beaucoup de cas cette pratique ait donné d'excellents résultats, soit que Thiersch ait bénéficié des bienfaits de l'antisepsie, qui commençait à être appliquée, il obtint des résultats beaucoup plus favorables que par les autres procédés.

Le chirurgien allemand employait, comme M. le professeur Ollier des lanières de peau recouvrant toute la plaie, faisait un raclage de la plaie à recouvrir : c'était une réunion par première intention qu'il obtenait, mais sa méthode n'était autre que celle du chirurgien lyonnais.

Thiersch entretint le quinzième Congrès de chirurgiens allemands de sa nouvelle méthode et décrivit son manuel opératoire.

Quelques années après, Plessing, assistant de Thiersch, publia les observations de ce dernier : elles étaient concluantes.

Socin, à Bâle, pratiqua la greffe de Thiersch avec quelques légères modifications ; Hubscher en publia les observations.

D'autres chirurgiens, Czerny, Groser, Jaeschké, Garré, Eversbourg, Nagel, en Allemagne, publièrent leurs travaux sur cette question.

En France, Pozzi, Monod, Heydenreich, etc., pratiquèrent la méthode de Thiersch en y ajoutant quelques modifications que nous ferons connaître au chapitre : *Manuel opératoire*.

A partir de 1888, la greffe dermo-épidermique, jusqu'à présent dite d'Ollier-Thiersch, est pratiquée partout ; en

France, en Angleterre, en Allemagne, en Amérique, etc.

Nous ne parlerons pas de tous les auteurs qui se sont occupés de la greffe ; nous nous bornerons à en nommer les principaux dans ce chapitre et à faire connaître les modifications qu'ils ont apportées dans la technique opératoire dans le chapitre : *Manuel opératoire*.

A notre connaissance, cinq thèses ont été faites sur la greffe autoplastique ou dermo-épidermique : la première, à Paris, par Chevillot, en 1889 ; François Thierry, Paris, 1889 ; Nogué Raymond, Paris, 1891 ; Staniou-Protopopesco, Paris, 1892 ; Manceaux, Nancy, 1890.

Nous avons emprunté un peu à chacun de ces auteurs, mais surtout dans la thèse de Staniou-Protopopesco, thèse très bien étudiée et remplie de renseignements très précis.

Staniou-Protopopesco est le seul auteur qui ait rendu hommage à la vérité, en démontrant que la méthode de Thiersch, la seule dont parle les Allemands, n'est autre que la méthode de M. le professeur Ollier, légèrement modifiée.

La méthode de greffe dermo-épidermique à grands lambeaux n'est pas plus le procédé de Thiersch qu'elle n'est le procédé de Socin ou de Ewald : c'est la méthode du professeur Ollier et non d'autres.

Nous nous inspirerons également des auteurs plus récents, tels qu'Urban, Helferich, Wentscher, Tnerka, Ad. Meyer, etc.

Relativement à ce qui se passe à l'étranger, l'emploi des greffes est assez restreint en France ; M. le professeur Ollier, lui-même, n'a pas fait de très nombreuses applications de sa méthode. Nous retrouvons quelques observations consignées dans le *Lyon médical*, dont une en

1895, qui est très intéressante à plusieurs points de vue :

Un des plus jeunes et non des moins appréciés des chirurgiens des hôpitaux de Lyon, M. Nové-Josserand, a eu l'occasion de pratiquer plusieurs applications de greffes autoplastiques, par la méthode de M. le professeur Ollier. Ce sont les belles opérations que nous lui avons vu pratiquer à la Charité, dans le dernier trimestre de 1895, qui nous ont engagé à faire de ses observations le sujet de notre thèse inaugurale.

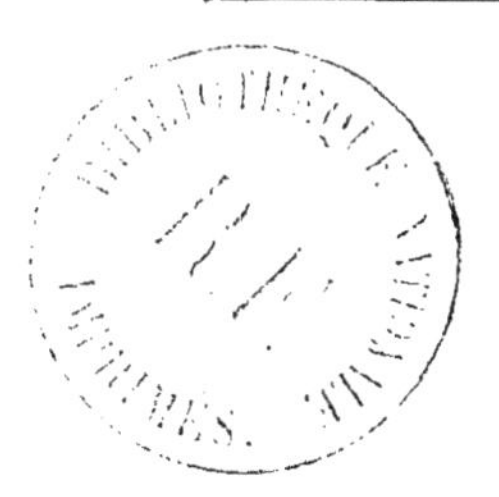

CHAPITRE II

TECHNIQUE OPÉRATOIRE

Nous passerons en revue dans ce chapitre le manuel opératoire des principaux auteurs qui ont écrit sur ce sujet, en suivant leur ordre de succession d'après les dates.

Nous nous occuperons exclusivement du manuel opératoire de la greffe à grands lambeaux ou greffe dermo-épidermique ou autoplastique.

§ I. — Nous commencerons par le procédé de M. le professeur Ollier que nous prenons dans le *Lyon Médical* de 1871 [1] :

« Le lambeau peut être pris sur un point quelconque de la peau ; on le prendra toutefois de préférence sur les membres, dans les parties dépourvues de poils, là où la peau peut être tendue facilement.

« En tenant compte de la plaie, la question d'étendue de

---

[1] Poncet, Des greffes dermo-épidermiques et en particulier des larges lambeaux dermo-épidermiques *(Lyon Médical,* 1871).

la greffe n'est point indifférente ; jusqu'à présent, on a greffé des lambeaux de 1 à 3 millimètres carrés. Ces lambeaux ont moins de chances d'être dermo-épidermiques, surtout si on les fait avec la pointe d'une lancette ; on les maintient avec plus de peine à la surface de la plaie : on risque de les enlever avec le premier pansement. Ils offrent un nombre plus restreint de points d'union avec les bourgeons, par conséquent moins de chances de succès.

« Quant aux greffes plus longues et plus larges, de 2 à 3 centimètres carrés, telles que nous les avons vu faire à l'Hôtel-Dieu, dans le service de M. le professeur Ollier, l'union avec la plaie est plus étendue ; elles risquent moins d'être entraînées par la suppuration, et, en supposant qu'une fois transplantées, elles ne jouent plus aucun rôle, qu'elles continuent de vivre sans s'étendre, elles diminuent d'autant la surface ulcérée. La plaie que l'on produit est tout à fait superficielle : elle ne peut entraîner aucun accident, le malade gardant, du reste, le repos ; on a prétendu cependant que lorsque la plaie saigne, on prend un lambeau contenant des capillaires et ouvrant une porte à l'érysipèle. On se demande pourquoi, si un érysipèle doit survenir, il n'aurait pas autant de raison de siéger sur la plaie dont on se propose de hâter la cicatrisation. Toutefois, si l'érysipèle sévissait d'une façon épidémique, il serait bon de s'abstenir.

« On évitera de faire saigner les bourgeons charnus, le sang épanché entre la greffe de la plaie jouant le rôle de couche séparatrice, et s'opposant à leur réunion.

« On doit mettre cette plaie superficielle que l'on vient de produire à l'abri de l'air, en faisant un pansement par occlusion ; on l'entoure de bandelettes de diachylon, qu'on laisse longtemps en place, ou bien encore on la recouvre d'un morceau de taffetas gommé.

« Si la suppuration est abondante, on laisse **entre les bandelettes** de petits intervalles, de façon à ménager une libre issue au pus.

« Pour tailler un lambeau épidermique, on peut, à la rigueur, se servir d'un instrument tranchant quelconque ; mais aux ciseaux et au bistouri ordinaire, M. le professeur Ollier préfère les anciens couteaux à cataracte (couteaux de Beer, de Richter) à large lame plate.

« La peau est tendue avec les doigts et le couteau appliqué parallèlement à la surface. Une fois la lame introduite au-dessous de l'épiderme dans la portion superficielle du derme, M. le professeur Ollier imprime à l'instrument un mouvement rapide de va-et-vient (mouvement de scie).

« De cette façon, avec un peu d'habitude, on enlève rapidement de longues bandelettes. mesurant habituellement de 10 à 15 millimètres de largeur. On comprend dès lors l'utilité d'un couteau à lame large et mince.

« Il offre, en outre, cet avantage de soutenir la greffe et l'empêche ainsi de se replier, de se recroqueviller sur elle-même.

« Le lambeau séparé, on l'applique immédiatement sur la plaie par sa face profonde ; on a soin auparavant d'enlever les quelques poils qui y sont parfois fixés, puis on le fait glisser avec le doigt ou un instrument mousse quelconque, et on l'étale avec beaucoup de précaution.

« Comme il doit exister entre lui et la surface bourgeonnante un contact intime, on peut, ainsi que la chose a été faite, le maintenir avec des bandelettes de diachylon ; mais souvent, lorsqu'on les enlève pour la première fois, au bout de trois ou quatre jours, elles entraînent le lambeau dermo-épidermique, qui, déjà uni à la plaie, leur est également collé. Pour parer à cet inconvénient, nous recouvrons le greffes de baudruche, puis nous appliquons par dessus des bandelettes de diachylon pour maintenir le tout, et, de cette façon, nous évitons les adhérences avec les pièces de pansement.

« Le repos, l'immobilité sont des conditions indispensables pour le développement des greffes. On comprend sans peine que les tiraillements de la plaie, par le fait des mouvements, s'opposent aux adhérences entre les bourgeons et le tissu dermo-épidermique.

« Chez un malade indocile, nous avons fait inutilement plusieurs greffes sur une plaie de la région axillaire.

« Lorsque le malade marche, la greffe étant adhérente, il se fait au-dessous d'elle une petite hémorragie qui la décolle et en amène la chute.

« Le lambeau, une fois maintenu, on le laisse en place habituellement quatre à cinq jours. On doit parfois vérifier le résultat avant : c'est lorsque la suppuration est abondante. Pour éviter toute traction, on incise les bandelettes avant de les détacher.

« Le nombre des greffes sera subordonné à l'étendue de la plaie, ou au résultat plus ou moins prompt qu'on veut obtenir.

« C'est sur le malade lui-même, ordinairement, qu'on taille des lambeaux dermo-épidermiques, mais on peut les prendre sur tout autre sujet, et peut-être leur degré de vitalité est-il en rapport avec l'âge de l'individu qui les fournit ? Ce dernier, bien entendu, ne doit être atteint d’aucune maladie virulente : on s’exposerait, en effet, à une inoculation par la greffe. »

De l’époque à laquelle il convient de greffer.

« Toutes les plaies ne sont pas aptes à recevoir des greffes ; ce n’est point sur une plaie fraîche, ni sur une plaie en suppuration abondante que l’on pourra transplanter avec succès des lambeaux dermo-épidermiques.

« Il est donc une époque à laquelle il convient de greffer : c’est lorsque la plaie s’est nettoyée, lorsqu’elle s’est recouverte d’une couche granuleuse, quand elle est arrivée dans cette période de *statu quo*, semblable à celle de vieux ulcères auxquels il ne manque que quelques îlots épidermiques pour se cicatriser. Si les bourgeons charnus sont pâles, molasses, s’ils sont exubérants, s’ils saignent facilement, s’ils sont atoniques, on trouvera là autant de conditions défavorables au développement de la greffe. S’agit-il d’un ulcère enflammé ou diphtérique? la plaie est-elle déprimée avec des bords calleux? on attendra. On s’effor-cera alors de la modifier par le repos, la compression à l’aide de bandelettes de diachylon, les pansements au vin aromatique, la cautérisation au nitrate d’argent, etc., jus-qu’à ce qu’on ait obtenu une couche granuleuse, formée par des bourgeons charnus, rosés, nivelés, uniformes, présentant cette couche vermeille des plaies qui doivent bientôt se cicatriser. »

M. le professeur Poncet disait encore dans son mémoire [1] :

« Dans le but de hâter le plus possible la cicatrisation d'une plaie, nous conseillons de transplanter de larges lambeaux, et, quelquefois même, d'en recouvrir complétement la surface bourgeonnante, ainsi que nous l'avons vu faire par M. le professeur Ollier. »

Plus loin, le même auteur fait encore cette observation : « Nous avons essayé de transplanter l'épiderme seul ; nous l'avons étalé et fixé avec soin, mais nous ne l'avons jamais vu se greffer. La couche cornée doit, en effet, être considérée comme un tissu mort. »

Comme on le voit, le manuel opératoire de la méthode des greffes à grands lambeaux était bien établi depuis 1871. Aujourd'hui la méthode n'a fait que bénéficier des pansements antiseptiques.

§ II. — Nous venons de donner le procédé de M. le professeur Ollier, promoteur de la greffe autoplastique. Voyons maintenant le procédé modifié du chirurgien de Leipzig, Thiersch.

Staniou Protopopesco[2], dans sa thèse, décrit la technique du manuel opératoire de Thiersch, d'après M. Lejars :

« Le malade est endormi par le chloroforme ; on procède au grattage de la plaie avec la curette tranchante, puis à la curette mousse : on ne s'arrête qu'après avoir créé une surface cruentée, régulière, unie. Pour tarir l'hémorragie en nappe, on exerce sur la plaie d'avivement une compression assez énergique avec des éponges

[1] Poncet, *Loco citato*.
[2] Staniou Protopopesco, th. de Paris, 1892.

trempées dans la solution qui, seule, est employée à tous les temps de l'opération de la greffe; c'est une solution aqueuse de sel marin à 6 pour 1000. Il faut alors tailler les greffes.

« On les emprunte généralement à la peau de la face antérieure des cuisses, préalablement savonnées et passées à l'éther ; la main, qui empaume la face postérieure du membre, tend forcément la peau et permet le découpage de longues bandelettes dermo-épidermiques. Pour cela, un rasoir d'hystologiste, à lame large, glisse sur le devant de la cuisse, horizontalement et en long, entamant la peau dans la moitié de son épaisseur environ, et continuant son trait dans le même plan de clivage, aidé par un rapide mouvement de va-et-vient. Les bandelettes les mieux réussies mesurent à peu près 10 centimètres de long sur 2 centimètres de large; il en est de plus petites, d'irrégulières, de mal taillées, qui servent aussi et comblent les vides, comme nous le dirons. Partout où le rasoir passe, il se produit un suintement sanguin qui dessine le pointillé de la section des papilles. Rétractée et pliée sur le rasoir, la bandelette est transportée jusqu'à la plaie avivée qu'il faut greffer ; avec un stylet, on fixe une des extrémités de la languette, et le rasoir, s'éloignant peu à peu en sens contraire, permet de la dérider et de l'étaler suivant un des grands axes de la surface avivée. On prend soin que les bandelettes débordent toujours le limbe de la plaie ; la portion qui enjambe ainsi sur la peau saine est destinée, du reste, à disparaître. Rangées côte à côte, les bandelettes doivent, autant que possible, se toucher par leurs bords, sans se recouvrir; les lambeaux plus petits, les « déchets », servent de remplissage dans les interstices et aux angles.

« Quand le revêtement est complet, on applique sur les greffes de petites plaques de protective, trempées aussi dans la solution saline, et par dessus, des lames de gaze ordinaire sèches, qu'on humecte sur place avec une éponge, puis de l'ouate, une autre plaque de protective et une bande un peu serrée.

« Aux membres, pour obtenir une compression efficace, on se sert souvent d'une plaque de diachylon, que l'on applique par dessus le pansement, qui le déborde et le maintient, et au milieu de laquelle est une lame de caoutchouc.

« Au point où les greffes ont été taillées, on fait le pansement ordinaire, à la gaze iodoformée, ou sublimée; la peau n'ayant été intéressée que dans une portion de son épaisseur, il ne se produit pas de cicatrice proprement dite, il reste une pigmentation, rouge d'abord, puis brûnâtre, qui dessine les bandelettes dermo-épidermiques et qui, à la longue. disparaîtrait entièrement.

« En règle, on laisse plusieurs jours ce premier pansement. »

§ **III**. — M. le professeur Ollier, dans le *Lyon Médical* de 1895, a donné une observation où, sur le même sujet et sur la même plaie, il a appliqué les deux méthodes, c'est-à-dire application des greffes sur la surface bourgeonnante et sur la surface cruentée ; il indique aussi qu'on peut pratiquer la greffe en deux séances, et que les lambeaux peuvent être conservés, une fois enlevés, un certain temps dans la glace.

A l'occasion de cette observation, M. le professeur Ollier fait connaître la manière dont il procède actuellement :

M. le professeur Ollier [1] « taille, avec un couteau bien tranchant, sur la peau du bras ou de la cuisse, des lambeaux superficiels de 10 à 12 centimètres de long, comprenant l'épiderme et toute l'épaisseur du derme au centre, une épaisseur de moins en moins grande, à mesure qu'on se rapproche des bords. On applique les greffes sur toute la plaie, de façon à ne pas avoir du tissu inodulaire ; elles prennent aussi bien sur le tissu cruenté que sur le tissu granuleux. A peine appliquées, les greffes se rétractent considérablement, quelquefois même de la moitié de leurs dimensions ; aussi ne les applique-t-on que les unes après les autres, après avoir bien détergé la plaie. On peut recouvrir toute la plaie en une séance, on met deux séances si elle est trop vaste. On recouvre d'une protective et d'un pansement antiseptique, et on laisse huit jours en place.

« Quand on examine alors la plaie, on voit que la partie dermique s'est bien soudée ; souvent l'épiderme, qui existe seul sur les bords, s'est fermé et mortifié, mais ce n'est jamais que sur de petites surfaces. Il faut protéger longtemps cette plaie par des pansements, car les greffes sont délicates. Une fois la cicatrisation obtenue, on a, non pas une cicatrice, mais une véritable peau souple, rosée, avec ses poils et ses glandes sudoripares. »

Comme nous venons de le voir par l'exposé des deux méthodes, la différence n'est pas sensible, on peut même dire que le procédé de Thiersch n'est qu'une variante du procédé de M. le professeur Ollier.

On ne peut refuser à Thiersch le mérite d'avoir perfec-

[1] Ollier, *Lyon Médical*, 1895.

tionné dans une certaine mesure le manuel opératoire de ces greffes et de l'avoir vulgarisé, mais il faut bien reconnaître que le principe en appartient à M. le professsseur Ollier, et que les modifications récentes apportées par de nombreux opérateurs au manuel opératoire, perfectionné par Thiersch, n'ont fait que rapprocher ce manuel de celui qu'avait décrit M. le professeur Ollier.

Thiersch n'emploie pas les antiseptiques, mais il fait l'asepsie de la plaie.

Nous verrons dans la suite que nombre de chirurgiens n'ont pas craint d'employer les matières antiseptiques et ont obtenu de bons résultats.

Nous allons maintenant passer en revue les modifications qui ont été apportées au manuel opératoire du chirurgien lyonnais et de Thiersch.

Modifications apportées par divers auteurs au manuel opératoire primitif

On voit que la technique du manuel opératoire que nous avons exposée d'après MM. le professeur Ollier et Thiersch est suivie par la majorité des opérateurs. Cependant, quelques chirurgiens ont été amenés à modifier dans certains détails les manuels opératoires indiqués dans les deux derniers paragraphes.

Nous allons résumer brièvement ces modifications récentes.

Pour ce qui concerne la préparation de la plaie, la plupart des auteurs sont d'avis qu'il faut obtenir une asepsie aussi minutieuse que possible par des pansements appropriés, laissés en place pendant un temps suffisant. Cependant, quelques auteurs font observer que l'asepsie n'est peut-être pas un élément aussi indispensable qu'on paraît le croire, puisqu'ils sont arrivés à faire prendre des greffes dans un milieu éminemment septique comme la bouche [1]; il nous semble néanmoins qu'il sera toujours bon de rechercher l'asepsie de la plaie.

Quant à la question des antiseptiques, elle a été résolue de façons bien différentes : les uns, avec Thiersch, emploient exclusivement la solution de sel marin, à 6 pour 1000 ; d'autres prétendent obtenir d'aussi bons résultats en se servant d'antiseptiques [2]: acide borique, lysol, acide phénique, etc.; cette question n'a donc pas une très grosse importance.

Pendant longtemps, on a érigé en dogme avec Thiersch que le grattage préalable des bourgeons était la condition essentielle de la réussite des greffes. Certains auteurs, encore récemment, insistent sur la nécessité du grattage des bourgeons. Ordinairement Helferich [3] fait des grattages à l'aide de la curette tranchante ; Urban [4] préfère l'excision des bourgeons au bistouri. D'autres enfin, plus radicaux, vont jusqu'à dire que le grattage des bourgeons n'est pas nécessaire, et que lorsque la plaie a bon aspect, les greffes prennent aussi bien lorsqu'elles sont appliquées directement sur la surface bourgeonnante, ainsi que pratiquent Schnitzler et Ewald [5].

---

[1] Schnitzler et Ewald, *Centralblatt für Chirurgie*, 1894.

[2] Heydenreich, Socin, *Semaine médicale*, 1888.

[3] Helferich, *Deutsche Medicin*, 1894.

[4] Urban, *Deutsche Zeitschrift*, 1892.

[5] Schnitzler et Ewald, *Loco citato*.

Les faits que nous rapportons confirment pleinement cette opinion : dans une de ses observations, M. le professeur Ollier rapporte qu'il a fait des greffes simultanément sur des surfaces bourgeonnantes et sur des surfaces grattées, sans trouver aucune différence (obs. III). La même constatation a été faite par M. Nové-Josserand dans une des observations que nous rapportons.

Nous aurons à nous demander plus loin si le grattage des bourgeons a une importance quelconque au point de vue de la rétraction ultérieure des surfaces greffées : il nous suffit de faire remarquer ici que ce procédé n'a aucune influence sur la prise des greffes.

Primitivement, on faisait des greffes exclusivement sur des plaies granuleuses ; actuellement, on fait des greffes également sur des plaies fraîches, avec d'aussi bons résultats.

Il semble que les tissus les plus divers soient aptes à recevoir des greffes : certains auteurs signalent que des tendons, la substance osseuse même dépourvue de son périoste, sont aptes à recevoir des greffes. Urban émet cependant des doutes en ce qui concerne les aponévroses et les cartilages.

Certains auteurs, ayant abandonné le grattage des bourgeons, ont recours à l'anesthésie locale pour tailler les greffes : ils évitent ainsi l'anesthésie générale ; la cocaïne [1], le chlorure de méthyle [2] ont été employés dans ce but, sans qu'on ait vu diminuer la vitalité des greffes. D'après Schnitzler et Ewald, le durcissement de la peau

---

[1] Nogué Raymond, th. de Paris, 1891.
[2] Schnitzler et Ewald, *loco citato*.

sous l'influence du froid faciliterait beaucoup la taille des greffes et leur application sur la plaie. Quelques auteurs ont imaginé de procéder en deux temps : dans un premier temps, sous l'anesthésie, ils font la taille des lambeaux, la préparation de la plaie ; ils conservent leurs lambeaux dans un sérum artificiel stérilisé ; et alors, au bout de vingt-quatre heures, on fait la mise en place des lambeaux et on a ainsi l'avantage que les lambeaux ne soient pas déplacés par les mouvements qu'exécutent involontairement les malades lorsqu'ils se réveillent du sommeil anesthésique (Wentscher [1]).

On admet aujourd'hui qu'il faut tailler les bandelettes de peau les plus longues possible, mais on discute davantage sur l'épaisseur qu'il convient de leur donner. Quelques-uns veulent qu'on taille des greffes très minces : Urban, Socin [2] ; M. le professeur Ollier les taille épaisses, puisqu'il dit qu'au milieu du lambeau on doit prendre absolument toute l'épaisseur de la peau [3]. Il nous a semblé que les greffes épaisses prenaient et persistaient mieux que les greffes minces.

Un certain nombre d'auteurs pensent qu'il est très important de recouvrir en une seule fois toute la surface à greffer ; d'autres procèdent par séances successives, espérant que les greffes elles-mêmes deviendront un centre d'épidermisation ; cette dernière méthode est seule applicable dans les très grandes pertes de substances.

Dans une des observations que nous rapportons, il a

---

[1] Wentscher, *Berliner Wochenschrift*, 1894.

[2] Urban, Socin, *loco citato*.

[3] Ollier, *loco citato*.

semblé évident que l'échec des greffes a été dû à ce que les bourgeons charnus persistant semblaient attaquer et même dévorer les ilots greffés (obs. V.). Aussi nous semble-t-il qu'il y a grand avantage, toutes les fois que cela est possible, à recouvrir en une seule séance toute la perte de substances.

Reste enfin la question du pansement ; ici, nous en trouvons une variété infinie : chaque chirurgien ayant presque sa manière propre d'agir. M. le professeur Ollier recouvre les greffes avec un morceau de protective. C'est également la technique employée par M. Nové-Josserand dans les observations que nous rapportons. D'autres ont fait des pansements humides qu'ils laissent en place dix à douze jours (Watson) [1]. Monod et Socin recouvrent leurs greffes d'une mince feuille de papier d'étain ; d'autres emploient des poudres sèches, comme Schnitzler.

M. Nové-Josserand a employé dans un cas la poudre de talc stérilisée par le chauffage. D'autres laissent sécher la plaie avant le pansement et y font même de la ventilation (Tnerka [2]).

La seule énumération que nous venons de faire, montrant que des méthodes aussi variées ont toutes donné des succès, semble prouver que la question du pansement n'a pas une importance capitale, pourvu qu'il soit fait de manière à éviter l'adhérence des greffes aux pièces de pansement, ce qui est, évidemment. une condition essentielle du succès. Enfin, il paraît très important d'éviter le plus possible les mouvements de la surface sur laquelle on vient

---

[1] Watson, *Boston medical journal*, 1892.
[2] Tnerka, *Weiner medicinische Wochenschrift*, 1893.

de faire des greffes. On immobilisera les membres par des bandages appropriés ; sur le thorax et l'abdomen, cette immobilisation n'est pas possible ; mais il nous semble bon cependant de protéger le plus possible le pansement en le recouvrant d'une cuirasse plâtrée.

CHAPITRE III

MARCHE ET RÉSULTATS DES GREFFES

D'après ce que nous avons dit dans le chapitre précédent, il ressort que la greffe dermo-épidermique ou auto-plastique a été pratiquée avec succès le plus souvent par un grand nombre de chirurgiens de tous les pays. On a fait un grand pas depuis qu'avec la greffe de Reverdin des chirurgiens attribuaient le succès de la greffe à ce que les plaies étaient mieux pansées. Il est absolument démoutré aujourd'hui que la greffe dermo-épidermique prend et prend très bien quand elle est appliquée aux cas qu'il convient, et qu'elle est pratiquée selon les règles ; c'est l'avis de la majorité des chirurgiens. C'est donc une opération qui doit être vulgarisée en France comme elle l'est en Allemagne : dans ce pays, en effet, ce n'est plus une opération qui n'est faisable que dans les cliniques ou dans les hôpitaux, mais tous les praticiens emploient ce moyen de guérir les plaies.

§ I. Résultats immédiats. — Voyons maintenant la marche des greffes et comment se fait la guérison.

Tous les auteurs s'accordent à dire qu'une vingtaine de jours est nécessaire pour que les greffes soient très adhérentes, fassent corps avec le tissu sous-jacent, et offrent une vitalité normale. Il y a cependant une différence sensible, selon que la greffe aura été placée sur une plaie fraîche ou sur une surface granuleuse. L'organisation du tissu de nouvelle formation est plus rapide dans le premier cas ; la liaison intime des tissus est plus marquée. Lorsque la greffe doit réussir, les lambeaux ont une couleur rosée ; ils prennent une teinte jaunâtre s'ils doivent se mortifier. Il est des greffes qui mettent plus longtemps à prendre que d'autres ; on ne doit considérer qu'il y a insuccès que lorsque le lambeau est tout à fait libre de toute adhérence.

Il est assez rare, lorsqu'on a greffé plusieurs lambeaux sur la même plaie, qu'ils prennent tous ; dans ce cas, il faut les remplacer séance tenante. Au quatrième, jour les lambeaux sont déjà assez adhérents pour qu'on puisse exercer sur eux un léger frottement.

Après le premier pansement, la couche cornée a disparu les greffes ont l'aspect rosé, pointillé de rouge. Au bout d'un certain temps les lambeaux prennent une couleur luisante d'abord, et peu à peu prennent la couleur de la peau normale. Soit que les greffes se rétractent, soient qu'elles aient été mal juxtaposées, on aperçoit dans l'intervalledes greffes des petits bourgeons charnus, inégaux ; c'est souvent là une cause de retard dans la guérison ; de plus, si les espaces sont trop grands, il reste un tissu de cicatrice et non la peau normale qu'on cherchait. Même ayant échoué tout à fait, les greffes très souvent activent la cicatrisation des plaies.

Presque tous les auteurs s'accordent à dire que, lorsque la greffe a été bien faite, que la surface de la plaie a été parfaitement recouverte, la peau des greffes est à peu près normale, et c'est même cette raison qui a déterminé certains auteurs à recouvrir la plaie en plusieurs séances, afin d'obtenir un résultat plus parfait. Moins on aura de tissu cicatriciel, moins on aura de chances de récidive.

Il est de toute utilité d'imposer aux opérés un long repos, même après une guérison apparente ; tous les chirurgiens qui se sont occupés de cette question disent qu'avant cent, cent-trente jours le travail réparateur n'est pas terminé : il y a donc de grands soins à prendre, et à maintenir un pansement protecteur pendant longtemps si on ne veut pas s'exposer aux récidives, principalement pour les ulcères de jambes où les récidives sont si fréquentes ; on imposera un exercice modéré, on évitera de prolonger la station debout. Quand les greffes ont porté sur des plaies fraîches, ou sur le tronc, les récidives sont moins fréquentes.

§ II. **Résultats éloignés.** — Les auteurs sont à peu près d'accord sur les résultats immédiats comme ils sont d'accord sur la prise de la greffe ; mais il n'en est pas de même en ce qui concerne les résultats éloignés : ici nous trouvons des divergences d'opinions.

Manceaux avait peut-être raison de dire : «Nous regrettons amèrement que les auteurs aient surtout cherché à publier sur la greffe beaucoup d'observations, cherchant à se devancer les uns les autres, mais ne donnant jamais d'indications précises sur les suites de leurs opérations. » « Ces greffes, dit Socin, ont pour effet d'éviter toute espèce de rétraction cicatricielle subséquente : j'ai des pièces à l'appui [1]. »

Dans une récente discussion soulevée à la Société de chirurgie, à l'occasion de deux malades que Monod présentait, malades sur qui ce chirurgien avait pratiqué la greffe auto-plastique, Reclus et Lucas Championnière ont cherché à démontrer que les résultats définitifs des greffes étaient tels qu'il n'était pas possible d'espérer de cette méthode un bénéfice véritable, tandis que Monod, qui avait déjà présenté, en 1888, des malades à la Société, malades qui ne sont pas revenus, en concluait que la guérison s'était maintenue [2].

En lisant les nombreuses observations, qui ont été rapportées dans ces dernières années, de greffes faites avec succès, on est bien obligé de convenir que dans un certain nombre de cas, où ces greffes ont été employées, on aurait pu attendre de la cicatrisation spontanée des résultats aussi bons, bien que peut-être un peu plus longs à obtenir ; et on pourrait peut-être arriver à penser que les greffes n'ont d'autres résultats que de hâter la guérison des plaies capables de se refermer spontanément.

Cependant un certain nombre de faits, parmi lesquels il faut citer entre autres ceux de Grotz [3] pour un cas de scalp, et un autre pour une brûlure qui comprenait tout le cuir chevelu chez une enfant de deux ans, prouvent que la greffe seule a permis à l'auteur de sauver ses malades d'une mort certaine.

[1] Manceaux, th. de Nancy, 1890.

Société de chirurgie, 1894.

[3] *Semaine médicale*, 1895.

Les nombreux cas de guérison rapportés par Heydenreich dans son important travail montre péremptoirement que l'on peut, par la greffe autoplastique, obtenir la guérison de plaies étendues, dont la fermeture spontanée est généralement reconnue comme impossible : comme par exemple la perte de substance circulaire des membres, qui, jusqu'ici était considérée comme étant justiciable de l'amputation.

D'autres auteurs — et ils sont jusqu'ici les plus nombreux — sont très satisfaits des résultats, et conseillent la greffe comme le meilleur moyen de thérapeutique chirurgicale dans les vastes pertes de substance.

Dans un temps peu éloigné de l'opération, la peau greffée ressemble absolument à la peau normale : dans certains cas on ne saurait en faire la différence. Cependant la peau a souvent après la greffe une couleur violacée, qui dessine bien la surface greffée ; d'autres fois, elle est plus pâle, et a l'aspect vernissé, aspect qu'on attribue à l'atrophie des glandes de la peau.

Cependant, d'après Duret de Lille [1] et M. le professeur Ollier, les poils, les glandes, sont conservés, ainsi que leurs fonctions physiologiques. Lorsque les lambeaux n'ont pas été bien disposés, ou que le malade a fait des mouvements qu'ils ont déplacés, la greffe présente des rides, et, quoique solide, elle est plus sujette aux récidives.

Il existe une différence peu appréciable entre la peau nouvelle et les parties environnantes au point de vue de la température : ceci est attribué à ce que les vaisseaux sont moins nombreux dans le tissu greffé.

[1] Duret, *Journal des Sciences médicales*, 1880.

La sensibilité revient dans la plupart des cas au bout d'un certain temps. M. Delort, de Lyon, l'a toujours vu réapparaître vers le vingtième jour; M. le professeur Ollier ne saurait se prononcer si cette sensibilité est due aux nerfs mêmes de la greffe ou aux nerfs profonds de la surface greffée. Dans une des observations que nous rapportons, la sensibilité est examinée au niveau de la surface greffée, trois mois et demi environ après l'intervention. La sensibilité au contact et à la douleur est absolument la même que sur la peau saine. La recherche de l'acuité de la sensibilité au moyen du compas de Wèbre montre que les deux pointes sont perçues isolément avec un écart de 5 millimètres, alors que la même recherche, faite sur les parties saines avoisinantes, donne sensiblement le même résultat (obs. IX). Quelquefois la sensibilité reste obtuse, mais en général elle redevient normale « lorsque la régénération des filets nervaux est accomplie [1] ».

L'expérience a montré que la peau reprenait sa souplesse et sa mobilité en raison directe de la grandeur des lambeaux, c'est-à-dire que si l'on a taillé de grands lambeaux, moins on aura de tissu de néo-formation. Certains auteurs ont même appliqué des greffes au niveau des articulations.

Selon les cas, la résistance est variable; il va sans dire que la peau résiste mieux dans les petites pertes de substance quand le lambeau est plus épais, quand la surface greffée est plus unie, ou les bourgeons moins exubérants et de bonne nature.

Les ulcères de jambe, ainsi que les larges brûlures

---

[1] Panas, *Revue d'ophtalmologie*, 1891.

anciennes sont très sujets à la récidive ; par contre, les greffes faites sur des plaies fraîches donnent des guérisons durables. La solidité de la peau est en raison inverse de la grandeur de la plaie.

La complication éloignée de la greffe qui a le plus préoccupé les opérateurs. c'est la rétraction de la surface greffée.

Pour la plupart des chirurgiens, la rétraction est peu importante et n'est jamais comparable au tissu cicatriciel ; d'autres prétendent qu'elle n'existe pas, comme Socin par exemple.

Quoi qu'en dise cet auteur, les mensurations indiquent toujours un léger retrait, mais qui n'arrive jamais à une gène fonctionnelle. La rétraction se fait dans un espace de temps assez court et s'arrête ensuite.

Un auteur allemand, Helferich [1], qui a pratiqué de nombreuses greffes, insiste sur les bienfaits de la méthode de Thiersch, parce qu'avec cette méthode, les résultats sont toujours bons : « On obtient, dit-il, une peau normale qui est très difficilement distinguée de la peau environnant des surfaces greffées ». La rétraction, d'après Helferich, est absolument nulle dans la plupart des cas où la greffe a été faite selon la méthode de Thiersch.

Ad. Meyer [2] ne partage pas cette opinion ; d'après lui, il y a toujours rétraction. Il cite des cas où il a vu la rétraction atteindre 5 centimètres en tous sens sur une plaie mesurant 20 c. 1/2 de long, 15 c. 1/2 de large, à la suite de l'ablation d'un sein ; il faut ajouter que les greffes avaient

---

[1] Helferich, *Deutsche medicinische Wochenschrift*, 1894.
[2] Ad. Meyer, *Deutsche medicin. Wochen*, 1894.

été placées au fond de la plaie, sur les muscles intercostaux. l'our une même opération, il a vu une plaie de 90 millimètres de long sur 70 millimètres de large, où les greffés se sont rétractées de 3 et 2 centimètres ; l'opération avait eu lieu le 21 juillet 1893, la mensuration était faite le 10 août.

Toujours pour une opération semblable, plaie de 14 centimètres de long sur 11 centimètres de large, opération le 10 août, mensuration le 6 octobre qui donne 11 centimètres sur 7 c. 1/2; la rétraction a donc été de 3 sur 3 1/2. Pour une plaie ancienne de la cuisse, mesurant 25 centimètres de long sur 20 centimètres de large, opération le 22 février 1893, le 8 avril 1893, la plaie n'avait plus que 21 centimètres sur 16 centimètres ; l'auteur cite encore plusieurs observations du même genre. Il cite une observation ayant trait à une plaie de la face mesurant 6 c. 1/2 sur 5 centimètres : la partie greffée est unie, blanche comme neige, la peau est douce, mobile et se distingue des parties voisines seulement par son éclat, et la rétraction était nulle. Au sujet de cette observation, l'auteur fait remarquer que les greffes n'ont pas été placées sur le tissu cellulaire, ce qui l'autoriserait à avancer que la rétraction n'a pas lieu ou est bien moins apparente lorsque les greffes n'ont pas été appliquées sur le tissu cellulaire.

Comme conclusion de ces observations, Meyer dit que l'affirmation d'Helferich, disant qu'il n'y a aucune rétraction cicatricielle essentielle à la suite de la greffe de Thiersch, n'est point démontrée, mais qu'au contraire, la rétraction est très apparente quand on restaure une perte de substance ayant une certaine profondeur.

De tous les auteurs que nous avons consultés, seul Meyer

est aussi catégoriquement affirmatif sur ce point. Quelques autres parlent de la rétraction, mais, d'après eux, elle est tout à fait insignifiante. Les conditions dans lesquelles Meyer a opéré sont peut-être pour quelque chose dans ces rétractions aussi marquées ; il est bon d'ajouter aussi que cet auteur a fait des greffes qui ne se sont pas ou presque pas rétractées.

Murray, Lange [1] ont également constaté quelques cas où le tissu cicatriciel remplaçait la peau greffée.

Grosser [2] rapporte que la greffe a résisté à l'érysipèle et à la lymphantite.

Lejars, de Paris, dans ses cliniques [3], s'exprime ainsi : « Que la membrane ainsi reconstituée ne prenne qu'en partie les caractères de la peau, on ne saurait le nier ; mais il est aisé de se rendre compte qu'elle n'est pas une membrane cicatricielle, qu'elle ne s'indure pas, qu'elle ne se rétracte pas ; avec le temps, elle reprend de la souplesse, devient mobile et contraste de moins en moins avec les téguments voisins. »

Nous venons de signaler purement et simplement l'opinion des auteurs au sujet de la rétraction secondaire des greffes dermo-épidermiques ou autoplastiques. On voit que ces opinions sont en somme contradictoires, puisque les uns considèrent les greffes comme ne donnant lieu à aucune rétraction, tandis que d'autres ont vu cette rétraction.

[1] Murray, Lange, *New-York medical Journal*, vol. LVII, 1893.

[2] Grosser, *Munchner medicinische Wochenschrift*, n° 12.

[3] Lejars, *Clinique*, 1895.

Il importe d'avoir sur cette question une idée précise pour savoir ce que l'on peut attendre des greffes au point de vue de la chirurgie plastique ; si nous nous en rappor- tons aux observations qui sont le fond de ce travail, nous voyons qu'il est incontestable qu'en général les surfaces greffées subissent une certaine rétraction. Non seulement, lorsqu'on examine la surface greffée, un certain temps après l'opération, on la trouve diminuée d'étendue, mais encore l'aspect même des greffes que nous avons vues dans un cas se présenter boursouflées, comme gaufrées, montre bien qu'il faut admettre un certain degré de rétraction des greffes (obs. VII).

Il nous a semblé dans un cas (obs. IX) que la greffe faite sur une plaie fraîche s'était rétractée dans des pro- portions beaucoup plus considérables que celle faite sur des surfaces bourgeonnantes. Il faut donc compter avec la rétraction des greffes; mais il semble indéniable aussi que ces greffes entraînent une rétraction beaucoup moindre que celle qui serait produite par la cicatrisation pure et simple de la même surface, et il nous a semblé de plus que cette rétraction de surface greffée était moins résistante et se laissait beaucoup plus volontiers assouplir que du tissu cicatriciel ordinaire. Aussi croyons-nous que, malgré cette rétraction, les greffes peuvent rendre des services, même en chirurgie plastique.

CHAPITRE IV

PHÉNOMÈNES HISTOLOGIQUES DE LA PRISE
DES GREFFES

Cette étude a été faite par Garré; nous en résumons les
points principaux. d'après la thèse de Staniou-Protopopesco.

La greffe qui vient d'être appliquée repose sur un reticulum fibrineux à mailles, de volume variable, qui sépare
le lambeau transplanté de la surface de la plaie, et porte le
nom de couche intermédiaire.

Dans les premières heures, il se fait dans la plaie greffée
une multiplication abondante de cellules endothéliales des
vaisseaux et des cellules fixes du tissu conjonctif. Le transplant demeure d'abord presque inerte. Vers la neuvième
heure, il est, d'après Garré, envahi par des éléments
cellulaires multinuclées, par des fibrilles conjonctives qui
deviennent de plus en plus nombreuses.

En même temps, la couche cornée se gonfle et se désa-
grège; et quelquefois cette désagrégation s'accompagne de
la formation de phlyctènes plus ou moins volumineuses.

Ces phénomènes, qui constituent la première phase de la période de l'adhérence de la greffe, se continuent pendant quarante-huit heures.

Vers le troisième jour, commence la période d'organisation véritable de la greffe. On voit apparaître des vaisseaux qui, provenant du riche réseau vasculaire de la plaie, traversent la couche intermédiaire et vont vasculariser le transplant. Ils vont dans les papilles, presque sous la couche de Malpighi, sans présenter cependant la régularité des anastomoses vasculaires de la peau normale. Cette apparition des vaisseaux coïncide avec une exagération de l'activité considérable des éléments cellulaires du transplant : ils forment de gros bourgeons qui, pénétrant ou refoulant la couche intermédiaire qui disparaît ainsi en très grande partie, vont se mouler sur la surface de la plaie. Les anciens vaisseaux inutilisés disparaissent, comblés par le bourgeonnement de leurs parois.

Ce travail d'organisation se poursuit et se complète jusqu'au quatrième ou cinquième mois. La couche intermédiaire disparaît de plus en plus, les papilles se forment, les vaisseaux s'étendent et s'anastomosent, mais toujours la peau nouvelle présente une vascularisation, moins riche que la peau normale.

CHAPITRE V

INDICATIONS DES GREFFES AUTOPLASTIQUES

Les considérations que nous avons exposées dans le chapitre précédent nous ont conduit à admettre que les greffes dermo-épidermiques ou autoplastiques donnent dans la majorité des cas des résultats éloignés suffisamment bons pour qu'il soit utile, non seulement de conserver ces greffes dans la pratique, mais encore d'en étendre les indications.

D'une façon générale, toute perte de substance des téguments est justiciable du traitement par la méthode de M. le professeur Ollier et de Thiersch. Cependant, nous sommes loin de prétendre qu'il faille appliquer indistinctement la greffe autoplastique à tous les cas; il existe en effet d'autres moyens de combler les pertes de substance et nous devons comparer entre eux ces différents moyens pour tâcher de mettre en lumière quels sont les cas dans lesquels la greffe dermo-épidermique ou autoplastique présente des avantages marqués sur les autres méthodes. En second lieu, les pertes de substance présentent des aptitudes différentes à recevoir des greffes dermo-épidermiques suivant les causes qui leur ont donné naissance.

Nous aurons donc à envisager aussi quelle est la valeur des greffes, suivant les circonstances étiologiques.

§ **I. Comparaison des greffes autoplastiques avec les autres méthodes qui ont pour but de combler les pertes de substance de la peau.** — D'une manière générale, le moyen idéal de combler une perte de substance de la peau est d'arriver à combler cette perte de substance sans créer, sur un autre point de l'organisme, une plaie qu'il faudrait combler à son tour : à ce point de vue, la greffe autoplastique remplit les conditions désirables.

Puisque sur les points où l'on prend les greffes, l'épiderme, en partie conservé, se reproduit tellement bien qu'il ne reste pour ainsi dire pas de trace et qu'on peut reprendre plusieurs fois au même endroit du matériel pour les greffes. Cependant, la peau qui résulte des greffes autoplastiques, même dans les cas où les résultats sont les meilleurs, ne peut jamais être comparable comme aspect et comme solidité à la peau normale qui recouvre en somme la plaie lorsqu'on a eu recours pour la combler aux anciens procédés d'autoplastie, qu'il s'agisse de glissement, de torsion, ou de renversement, ou de greffe par approche ; évidemment, toutes les fois qu'il sera possible de recourir à ces procédés d'autoplastie, il faudra les préférer aux greffes dermo-épidermiques. Mais il est bon de dire que ces procédés d'autoplastie ne paraissent être bien applicables qu'aux pertes de substance de petite étendue, et siégeant particulièrement à la face. Lorsqu'il s'agit de pertes de substance assez grande, ils sont en effet difficilement applicables, parce que les lambeaux trop grands risquent de se sphacéler; parce que, d'autre part, la taille du lambeau crée une perte de substance trop grande pour pouvoir être comblée par le simple affrontement des bords de la plaie.

Ainsi les greffes autoplastiques tirent leurs principales indications des contre-indications des procédés ordinaires d'autoplastie; il faut ajouter que ces greffes peuvent être utilisées comme un complément des autoplasties ordinaires en ce qu'elles peuvent servir à combler en partie ou en totalité la perte de substance laissée par la taille du lambeau. Il y aura lieu de comparer maintenant les greffes autoplastiques ou dermo-épidermiques avec les greffes dans lesquelles on transplante toute l'épaisseur de la peau.

Panas, Lefort, en France, ont été les promoteurs de cette méthode, qu'ils ont appliquée surtout aux petites pertes de substance de la face. Les résultats que donne cette méthode sont très bons : M. Gangolphe, professeur agrégé, en a rapporté un cas[1]; mais ce procédé des greffes, applicable seulement aux petites pertes de substance, ne saurait être mis en parallèle avec les greffes autoplastiques qui se rapportent, comme nous l'avons dit plus haut, à des cas notablement différents. Cependant, dans ces dernières années on a, notamment en Allemagne,

---

[1] Gangolphe, *Lyon Médical*, 1890.

tenté de transplanter de grands lambeaux, comprenant toute l'épaisseur de la peau. Cette méthode, que l'on appelle souvent méthode de Kraüse[1], a donné à son inventeur d'assez bons résultats ; il rapporte que dans 21 cas où il a greffé plus de 100 lambeaux mesurant en moyenne 20 à 25 centimètres de long sur 6 et 8 de large, il n'y eut que 4 fois une résorption complète des lambeaux.

Il est difficile de juger actuellement cette méthode, les faits étant trop peu nombreux ; remarquons cependant que pour un résultat en somme aléatoire, on sacrifie de grandes quantités de peau, et que, lorsque la surface à combler est un peu grande, on doit avoir bien de la peine à trouver une étoffe suffisante pour la recouvrir.

A côté de cette méthode, il faudrait en indiquer une autre, qui constitue, d'après Trichet[2], le procédé de choix dans certaines pertes de substance de la main, et qui consiste à emprunter à un segment de membre sacrifié, par la désarticulation, la peau qui est destinée à restaurer le reste de la main. Cette méthode pourrait peut-être s'étendre à certains cas graves de grandes pertes de substance du thorax, où l'on pourrait être tenté de chercher à les recouvrir avec la peau d'un membre supérieur désarticulé ; mais on conçoit que devant la gravité d'une intervention qui demande une pareille mutilation, on soit tenté d'essayer auparavant les greffes autoplastiques, qui paraissent capables de donner à moins de frais un aussi bon résultat.

Cependant nous montrerons plus loin que dans certaines

[1] Kraüse, *Berliner klinische Wolchenschrift*, 1893.
[2] Trichet, th. de Paris, 1893.

plaies les greffes autoplastiques ne prennent pas ; on est alors amené à proposer les moyens radicaux dont nous venons de parler.

Il faut enfin dire un mot des greffes animales qui ont été employées précisément dans les cas qui nous paraissent ressortir de la greffe autoplastique. Quelques auteurs, parmi lesquels Lartail[1] disent en avoir obtenu de bons résultats ; nous n'avons pas d'expérience personnelle sur ce sujet : nous dirons seulement qu'il semble bien que d'une façon générale la greffe animale parait abandonnée ; en tout cas, tous les faits dont nous avons eu connaissance, dans lesquels ce procédé a été employé, ont donné lieu à des insuccès ou à des guérisons passagères.

En somme, on voit que, d'une façon générale, nous revendiquons pour les greffes autoplastiques tous les cas dans lesquels les procédés ordinaires d'autoplastie ne sont pas facilement applicables en raison soit de l'étendue de la plaie, soit de son siège.

§ II. Indications des greffes suivant les causes qui ont produit la perte de substance. — En règle générale, toute perte de substance de la peau est susceptible de recevoir des greffes. Comme nous allons le voir, il y a cependant lieu de tenir compte, dans une certaine mesure, des circonstances qui ont produit la perte de substance.

Avec Helferich, nous diviserons en cinq catégories les plaies susceptibles d'être greffées.

1° *Perte de substance traumatique.* — De ce nombre

---

[1] Lartail, th. Paris, 1894.

sont les arrachements de la peau, qui sont habituellement
la conséquence des accidents dus aux machines indus-
trielles. Ici, l'indication de la greffe dermo-épidermique
est nette et a donné le plus souvent d'excellents résultats.
Nous rappellerons en passant les observations de **Grotz**,
de Nancy [1]; cet auteur rapporte deux guérisons de scalp,
traitées par la greffe dermo-épidermique ; dans ces deux
cas, la perte de substance n'aurait pu être comblée par un
autre procédé que celui des greffes autoplastiques et sans
cette intervention, la guérison n'aurait pas eu lieu. Helferich [2] rapporte aussi quelques cas intéressants où les
greffes autoplastiques lui ont donné des résultats ines-
pérés.

2° *Brûlures.* — Là encore la greffe dermo-épidermique a donné de bons résultats , mais il faut tenir compte
dans l'appréciation des résultats, non seulement de l'étendue, mais encore de la profondeur de la brûlure. Lorsque,
en effet, la brûlure n'est pas tellement profonde qu'elle a
détruit la peau dans toute son épaisseur, on peut avoir
spontanément des guérisons rapides et sans cicatrice.

Dans une des observations que nous rapportons le résultat très brillant obtenu par l'application des greffes sur
une brûlure étendue du thorax, a été si rapide que l'on
s'est demandé s'il ne restait pas quelques parties profondes de la peau, et si les greffes n'avaient pas eu pour effet
simplement d'accélérer une guérison qui aurait pu se faire
toute seule. Grotz [3] a rapporté un cas intéressant de

---

[1] Grotz, Nancy, *Semaine Médicale*, 1895.

[2] Helferich, *loco citato.*

[3] Grotz, *loco citato.*

brûlure du cuir chevelu traité par la greffe en plusieurs
séances : c'était une jeune enfant qui avait eu la presque
totalité du cuir chevelu brûlée. Tous les traitements avaient
été inutiles ; l'enfant s'étiolait, et elle aurait certainement
succombé sans l'intervention chirurgicale. Helferich rap -
porte trois observations de vastes brûlures ; dans l'une,
la plaie mesurait 18 centimètres de large sur 26 centimètres de long, guérie par la méthode des greffes.

Nous rapportons nous-même une observation intéressante d'une brûlure profonde du bras, guérie par la même
méthode.

Nous citerons encore parmi les auteurs qui ont eu recours à la greffe pour guérir les brûlures, Murray [1],
qui, en une seule séance, recouvrit la face antérieure d'un
avant-bras, la face interne du bras, de l'aisselle, une partie de la région pectorale de greffes autoplastiques. Cet
auteur obtint un brillant succès. Mais à côté de cela, nous
devons citer aussi une observation de très grande brûlure,
dans laquelle les greffes autoplastiques ont abouti, malgré
tous les efforts, à un insuccès complet. Comme on le verra
en parcourant une de nos observations (obs. V), il s'agissait
d'une brûlure datant de deux ans, couverte de bourgeons
exubérants, qui donnaient lieu sous l'influence du moindre
attouchement à des hémorragies abondantes. Dans ce cas,
les greffes faites avec le plus grand soin possible, adhérè-
rent rapidement et permirent d'espérer pendant quelque
temps un succès ; mais peu à peu, loin de s'étendre et de
donner, comme on l'espérait, des centres d'épidermisation, elles furent peu à peu dévorées par les bourgeons

[1] Murray, *loco citato*.

charnus et finirent par disparaître. Dans les brûlures, il ne faudra donc pas compter toujours sur des succès; et bien qu'ici l'échec soit facilement explicable par l'état de la plaie et par cette tendance aux hémorragies, il faudra cependant toujours compter avec un insuccès possible.

3° *Processus inflammatoire.* — On a fait aussi des greffes dans des cas de perte de substance résultant de processus inflammatoires : comme des phlegmons diffus, de larges anthrax, érysipèles gangreneux, etc. On a là encore obtenu de bons résultats. Helferich rapporte un cas de guérison par la greffe d'une plaie de la cuisse qui mesurait 18 centimètres de large sur 38 centimètres de long. D'autres faits analogues ont été rapportés. Dans le numéro du 1er février 1896, du *Bristisch Medical Journal*, Paterson rapporte un cas qui mérite d'être cité : « Homme de cinquante-huit ans, qui, à la suite d'un phlegmon diffus, étendu, a perdu la peau de toute la partie antérieure de la cuisse et de la jambe. Le triangle de Scarpa a été mis à nu ; on voyait les artères et les veines fémorales. L'auteur a eu recours à de larges greffes autoplastiques par la méthode de Thiersch ; quelques-uns des lambeaux mesuraient de 3 pouces et demi à 5 pouces. Le résultat a été, en définitive, couronné de succès ; le malade peut maintenant aller et venir et la peau est tout à fait élastique. Le bras, où les greffes avaient été prises, ne présente plus à présent que des signes, à peine visibles, d'excision. »

Il importe de remarquer que, dans ces pertes de substance, il est nécessaire d'attendre longtemps et de faire un traitement antiseptique rigoureux pour obtenir une asepsie aussi complète que possible de la surface infectée.

4° *Ulcères variqueux.* — Une lésion pour laquelle la

greffe autoplastique a été le plus souvent appliquée est
certainement l'ulcère variqueux ; nous ne pouvons en rap-
porter aucun exemple appartenant à cette catégorie ; mais
les faits cités dans les thèses de Nogué [1], Chevillot [2],
Thierry [3], Staniou Protopopesco [4], prouvent qu'on peut en
obtenir de bons résultats. Helferich en rapporte plusieurs
cas où il obtint de bons résulats, même éloignés.

Il est absolument nécessaire, pour obtenir des succès
dans les ulcères variqueux, de faire un traitement préli-
minaire qui dure en moyenne trois à quatre mois et peut
s'étendre à six et même huit mois par le repos, séjour au
lit, des bains, des lavages antiseptiques, attouchement au
nitrate d'argent, massage des bords indurés de l'ulcère ;
on cherche pendant ce temps à préparer la plaie à recevoir
des greffes. Au moment d'opérer, on gratte les bourgeons,
on excise toute la zone épithéliale qui entoure l'ulcère.
Helferich conseille d'y ajouter encore l'ablation aussi soi-
gneuse que possible de la masse cicatricielle siégeant au-
dessous des granulations.

Aujourd'hui qu'on connait les bons effets de la résection
des veines saphènes, d'après la méthode de Trendelen-
bourg dans le traitement des varices et des ulcères variqueux, cette opération doit, dorénavant, entrer en ligne
de compte dans le traitement pré-opératoire des greffes
sur les ulcères variqueux.

5° *Chirurgie orthopédique.* — C'est là, à notre avis,
une des indications les plus intéressantes des greffes auto-

---

[1] Nogué, th. Paris, 1891.
[2] Chevillot, th. Paris, 1889.
[3] Thierry, th. Paris, 1889.
[4] Staniou Protopopesco, *loco citato.*

plastiques. Sans doute, ainsi que nous l'avons précédemment montré, il faut tenir compte de la rétraction des lambeaux; mais nous croyons que cette rétraction n'est ordinairement pas très considérable, que, de plus, le tissu rétractile qui supporte la greffe est beaucoup plus souple et beaucoup plus apte à se laisser ultérieurement distendre que celui des cicatrices ordinaires. Enfin, les faits montrent qu'on peut tirer de sérieux avantages des greffes autoplastiques, malgré cette rétraction, dans le traitement des cicatrices vicieuses de l'ectropion et surtout des grandes adhérences cicatricielles qui sont la conséquence fréquente des brûlures de l'aisselle, du cou, du pli de l'aine, du coude, de la région plopitée, d'une façon générale, dans toutes les opérations autoplastiques, on doit, croyons-nous, se conformer à la règle suivante : Corriger la difformité par des incisions et des débridements appropriés, utiliser dans la mesure du possible la peau, même la peau cicatricielle; utiliser, si cela est possible, les procédés ordinaires d'autoplastie et achever la réparation au moyen des greffes dermo-épidermiques. Cette manière de faire a l'avantage de permettre des débridements larges puisqu'on est toujours certain d'avoir un matériel suffisant pour combler toute l'étendue de la plaie; elle a de plus, comme avantage, d'utiliser tout ce qui est utilisable dans les tissus normaux, et de réduire ainsi au minimum, la rétraction ultérieure.

Convient-il de faire, dans une même séance, l'opération autoplastique proprement dite et les greffes destinées à la compléter ? Il nous a semblé qu'on avait avantage à réserver les greffes pour une époque ultérieure ; dans une de nos observations, en effet, des greffes faites de suite et sur la plaie fraîche, ont donné lieu à une rétraction beaucoup plus forte que celles qui avaient été faites plus tard sur des surfaces granuleuses.

On peut encore employer les greffes pour combler la perte de substance qui résulte de la prise d'un lambeau pour une autoplastie quelconque ; on a ainsi l'avantage d'activer beaucoup la guérison de cette plaie et de réduire sa rétraction au minimum, ce qui n'est pas sans importance lorsqu'elle est située au voisinage immédiat de la difformité.

On a aussi employé les greffes autoplastiques pour combler des pertes de substance résultant d'incision de néoplasmes ou de lupus ; on a ainsi l'avantage de pouvoir extirper ces lésions aussi largement que cela paraît nécessaire, et sans avoir à s'occuper de la manière dont on les comblera plus tard.

OBSERVATION V

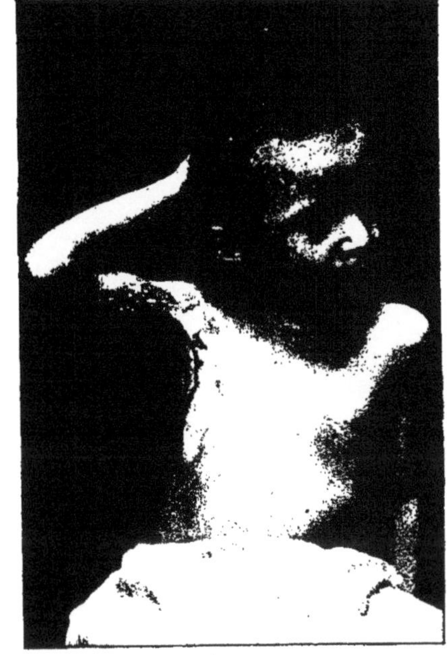

OBSERVATION VII

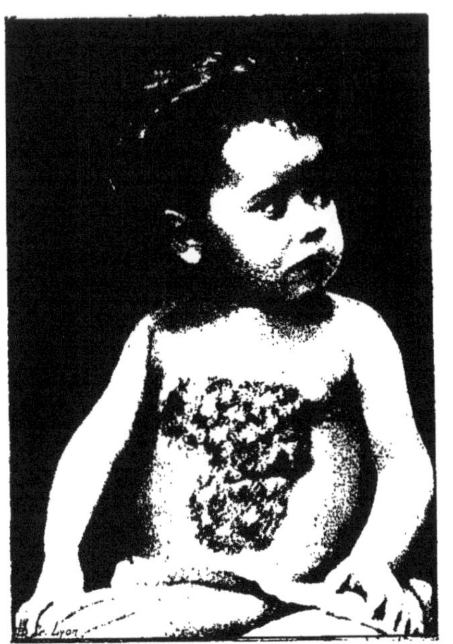

OBSERVATION VI

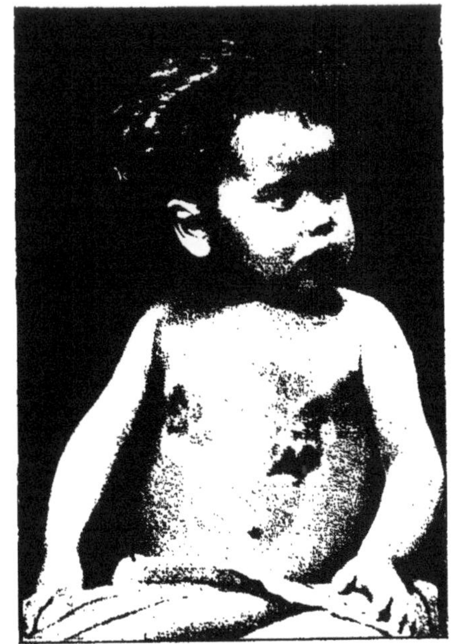

OBSERVATION VI

OBSERVATIONS

OBSERVATION I

(Due à l'obligeance de M. le professeur Ollier.)

P... Joseph, âgé de seize ans, entre à l'Hôtel-Dieu le 3 juillet 1891. Ce jeune homme est porteur d'un large nœvus siégeant sur la région orbito-frontale, de coloration noire, avec des poils rigides (c'est la vraie envie de cochon). A quatorze ans, apparait dans le nœvus, dans la région sourcilière une tumeur dure qui s'accrut rapidement. La tumeur est recouverte de poils raides que le malade coupe assez souvent. Même tumeur dans l'angle externe de l'œil, mais plus étalée; tous les téguments sont recouverts de pigment jusqu'aux cheveux.

Le 13 avril, la tumeur est enlevée au bistouri, pansement iodoformé. Pas de suture.

Le malade quitte le service quinze jours après l'opération; il reste une légère inflammation de la région.

Il rentre de nouveau au mois de mars 1892. Le 28, on rase les téguments avoisinants la cicatrice, résultant de la première opération. On enlève au bistouri et au rasoir des greffes qu'on transporte sur le bras, pour combler la plaie où on a pris les greffes, qui seront portées sur la face. On applique de la protective et un pansement iodoformé sur chaque région.

On fait le premier pansement le 2 avril : on constate que toutes les greffes ont pris, aucune n'a suppuré, la greffe qui est située dans le sillon oculo-palpébral a une coloration normale, mais une des extrémités n'est pas encore adhérente.

Les greffes du bras constituées par la peau du nœvus se sont comportées comme celles de la face, sauf une, la plus près de l'épaule, soumise aux frottements répétés de vêtements, a une coloration noirâtre et paraît en partie mortifiée. Nouveau pansement le 11 avril, trois greffes de la figure ont à peu près complètement pris ; la plus inférieure a un peu suppuré depuis le dernier pansement, celle de l'angle externe de l'œil est un peu moins adhérente que les autres.

Au bras, les greffes ont pris sauf la supérieure, dont il ne reste plus qu'une parcelle recouverte de poils; les autres greffes sont à peu près complètement dépigmentées et forment de petites élevures au milieu des tissus voisins; elles sont légèrement œdémateuses; la seconde, en venant d'en haut, la plus grande d'ailleurs, conserve une légère teinte d'encre de Chine.

Le 15 mai, le malade quitte le service pour quelque temps, il est en très bonne voie de guérison.

Nous regrettons beaucoup que le temps ne nous permette pas de reproduire les aquarelles que M. le Dr Mondan a faites au sujet de ce malade. Ces dessins montrent bien le parti qu'on pourrait tirer de la greffe dermo-épidermique dans des cas semblables.

OBSERVATION II

(Due à l'obligeance de M. le professeur Ollier.)

R... Joseph, vingt-sept ans, voiturier, entre à l'Hôtel-Dieu le 9 novembre 1888. Ce malade a eu le genou gauche largement contusionné par la roue d'une charrette qui lui a passé dessus. Depuis l'accident, la surface mise à nu et qui s'étendait du tiers supérieur du tibia à la partie supérieure de l'articulation, a notablement diminué d'étendue, mais il reste à la face antérieure du genou une plaie large comme la paume de la main qui n'a aucune tendance à se cicatriser, malgré son bon aspect.

Le 20 novembre 1888, à l'aide d'un bistouri bien tranchant, on prend à la partie antérieure de la jambe trois greffes dermo-épidermiques qui sont transplantées immédiatement sur la plaie, dont la surface est bourgeonnante; elles sont étalées et appliquées selon les règles. Pansement antiseptique. Premier pansement le 28 novembre, la greffe interne n'a pas tenu, les deux autres semblent bien prises.

6 décembre. — Les deux greffes tiennent bien, la plaie se comble visiblement. On enlève la greffe interne qui s'était gangrenée.

18 décembre. — Les greffes sont en bon état, on voit les couches épidermiques croître vers la périphérie de la plaie; la greffe interne a rejoint à la partie supérieure de la plaie; la greffe centrale qui est atteinte en certains points d'accidents inflammatoires qui sont épars et de la dimension d'une pièce de vingt centimes.

Le malade quitte l'hôpital le 20 janvier, en bon état.

OBSERVATION III
(Due à l'obligeance de M. le professeur Ollier.)

L... F..., âgé de vingt-un ans, entre à l'Hôtel-Dieu le 17 novembre 1894, service de M. le professeur Ollier. Ce jeune homme ne présentait aucun antécédent et jouissait d'une bonne santé. Il y a un an, le malade s'est versé un seau de pétrole sur la jambe gauche ; une bougie allumée y mit le feu ; toute la jambe depuis les malléoles jusqu'au genou fut brûlée ; la brûlure n'atteignit pas les muscles, les mouvements restèrent intacts. Le blessé fut admis d'office à l'hôpital de Romans où il reçut les soins nécessaires. La cicatrisation de la plaie se fit peu à peu, mais aujourd'hui, 17 novembre, il reste encore une plaie circulaire siégeant au tiers inférieur de la jambe, exactement à 10 centimètres au-dessus de l'interligne de l'articulation tibio-tarsienne. La plaie présente les dimensions suivantes : A la partie antérieure et à droite 25 millimètres, à gauche 30 millimètres. En arrière, elle va s'évasant et mesure à droite 65 millimètres, à gauche 50 millimètres. Cette plaie est granuleuse et présente un bon aspect. Au-dessus et au-dessous, il existe une cicatrice, très fragile, un simple lavage enlève l'épiderme.

Le 7 décembre, M. le professeur Ollier fait une première séance de greffes dermo-épidermiques prises sur la cuisse du malade. Préalablement, M. le professeur Ollier fait un raclage des bourgeons de la moitié de la surface de la plaie et applique 8 lambeaux, variant de dimension, de 22 millimètres de haut sur 20 millimètres de large à 50 millimètres de haut sur 29 millimètres de large et variant d'épaisseur selon leurs dimensions. La plaie est donc à peu près recouverte par les greffes, sauf un espace assez large en dehors, et un espace de 10 millimètres en dedans, qui restent à nu. Aucun des lambeaux n'est tendu : tous sont plissés sur leurs bords libres, plus minces ; ils affleurent presque par leurs bords les lambeaux voisins, et les bords de la cicatrice. Ces lambeaux comprennent l'épiderme et une bonne partie du derme dans les points les plus épais.

On saupoudre légèrement d'iodoforme, puis on recouvre de morceaux de protective trempés dans la solution phéniquée forte. On fait un pansement à la gaze iodoformée et on applique une attelle plâtrée. Les plaies causées par l'enlèvement des lambeaux sont recouvertes d'un pansement antiseptique.

Le 22 décembre, on fait le pansement : toutes les greffes ont repris. Il y a un peu de macération de l'épiderme seulement. La partie de l'épiderme macérée est enlevée à l'aide d'une spatule. La plaie est arrosée de vin aromatique et pansée avec de la gaze iodoformée, induite de vaseline boriquée. Les pansements sont renouvelés les 24-26 décembre.

Le 31 décembre, on fait une seconde séance de greffes et on achève de combler la plaie par des greffes prises sur l'avant-bras gauche, à la face postérieure. Mêmes pansements, mêmes résultats ; le 27 avril 1895, les greffes ont donné un très beau résultat, le malade est guéri de sa plaie. Le pied est en équinisme ; on sectionne le tendon d'Achille et on applique un plâtre.

Au mois de juin, le malade part pour Longchêne. On voit à la place de l'ancienne plaie, un tissu, très souple, doux au toucher, formé par les greffes, contrastant singulièrement avec le tissu cicatriciel rugueux qui l'entoure. Lorsque le malade marche, il se produit encore une légère rougeur au niveau des greffes. Pour précaution, le malade porte une guêtre en peau de chien.

Aujourd'hui, 16 avril 1896, nous avons examiné le malade qui va très bien, il ne boite pas, travaille toute la journée sans fatigue du métier de cordonnier. Comme on l'avait déjà observé au mois de juin 1895, les greffes forment autour de la jambe un bracelet de peau normale qui contraste avec la cicatrice de la brûlure des parties environnantes.

La sensibilité est absolument normale, il n'existe pas la moindre rétraction de la surface greffée. Le malade continue à porter la guêtre en peau de chien.

Les cicatrices causées par la taille des lambeaux sont encore un peu rosées, mais se rapprochent de plus en plus de la couleur de la peau normale. Dans les endroits où toute l'épaisseur du derme a été enlevée, il y a des points de tissu inodulaire.

Nous ferons remarquer que c'est là une observation démontrant bien que les greffes donnent souvent un aussi bon résultat appliquées sur une surface bourgeonnante que sur une surface cruentée. Ici, les greffes ont été appliquées par moitié sur surface granuleuse et surface cruentée.

OBSERVATION IV

(Due à l'obligeance de M. le professeur Ollier).

B... Jean, âgé de cinquante ans, entre à l'Hôtel-Dieu le 20 novembre 1893. A l'âge de huit ans, il tomba, le genou le premier, dans une marmite d'eau bouillante. Il fut pansé par son père ; la cicatrisation s'opéra assez bien à la longue, mais un point ne s'épidermisa jamais ; son siège était le côté externe de l'articulation du genou, au niveau de l'interligne articulaire.

Ce point était recouvert de croûtes, qui tombaient, puis se reformaient indéfiniment. Pas de suppuration.

Au mois de septembre 1893, les croûtes étant tombées, la partie sous-jacente s'ulcéra, se mit à bourgeonner, et le malade vit se former un épithélioma, pour lequel il rentre dans le service.

Le 27 novembre 1893, on circonscrit largement la tumeur par une incision au bistouri, puis on dissèque au dessous, en enlevant le tissu sous-jacent envahi ; la tumeur n'est pas adhérente, et ce temps d'opération se fait très bien. Il reste alors une surface dépourvue de peau, mesurant 19 centimètres de long sur 10 1/2 de large. Sur cette surface, on place quelques lambeaux dermo-épidermiques, présentant des formes et des dimensions variées, empruntés aux cuisses du malade. Pansement à l'iodoforme et protective, etc.

Le 14 décembre, pansement. Toutes les greffes ont pris ; pas de pus ; les surfaces de la plaie non couvertes bourgeonnent.

Le 29 décembre, application de nouvelles greffes empruntées au bras droit ; quelques jours après, on fait le pansement, les nouvelles greffes ont pris ; la plaie est presque totalement recouverte, et le malade quitte l'hôpital.

Au mois de février 1894, le malade revient dans le service ; on peut le considérer comme complètement guéri ; toutes les greffes ont parfaitement pris, se sont peu à peu étendues en surface, se sont unies les unes aux autres et la plaie s'est trouvée complètement recouverte. La seule chose qui ennuie le malade, c'est qu'il est encore un peu gêné dans la marche ; on lui prescrit des frictions avec des corps gras, pour donner à sa peau toute la souplesse désirable. Il repart chez lui le 9 mars 1894.

Au mois de juillet, le malade revient ; il ne s'est pas produit grande modification dans les greffes qui sont toujours de couleur rosée, et tendent de plus en plus à se rapprocher de la coloration de la peau normale. Leurs intersections semblent aussi plus solides, et toute la masse de surface greffée est devenue plus souple ; on

peut presque pincer la peau qu'on sent épaissie et bien nourrie,
et qui se colore après le pincement, comme une peau normale ;
quant aux dimensions des greffes, on les retrouve bien, mais la
tendance à l'uniformisation d'aspect des surfaces transplantées et du
tissu cicatriciel qui les unit les unes aux autres, ne permet pas
d'apprécier très exactement leurs dimensions respectives.

On a revu le malade dans les derniers jours de décembre ; il ne
s'est pas produit de modifications bien grandes depuis le mois de
juillet : ce qui domine, c'est l'uniformisation des surfaces greffées
avec la peau de la cuisse ; toutefois, toute la surface reste mame-
lonnée, ce qui s'aperçoit bien quand on passe les doigts sur la surface recouverte ; moins haute. cette peau est souple, glisse sur les
parties profondes, se laisse soulever. Sa couleur est moins rosée
qu'au début, et les intersections des lambeaux tendent à s'effacer.
Au point de vue fonctionnel, le résultat est très beau, et le malade
n'indique pas une gène bien grande dans la marche ; il n'y a
d'ailleurs pas trace de récidive du néoplasme.

Le 13 décembre 1895, on revoit le malade ; toute la région s'uni-
formise de plus en plus, et il devient aujourd'hui très difficile
de reconnaitre les lambeaux : il y a seulement au niveau des cica--
trices, une production épidermique plus considérable ; mais tout
celà est de couleur normale, de consistance normale, et n'a pas
plus d'adhérence avec les plants profonds que la peau des régions
voisines.

Sur deux des greffes, celles qui ont été prises sur le bras, exis-
tent des poils d'apparence tout à fait normale. La sensibilité est
aussi à peu près normale ; quand on touche avec deux pointes, le
malade n'accuse qu'une sensation, avec un écartement de 45 millimètres ; pour peu que les deux contacts soient bien simultanés. On
ne trouve pas de différence bien appréciable quand les deux pointes
appuient sur deux lambeaux différents ou sur le même. Les lambeaux ne présentent plus cet aspect gaufré du début ; tout s'est
uniformisé, et on a, en certains points, grand'peine à en voir les
limites.

Ce qui paraît certain, toutefois, c'est que les dimensions générales
de la région greffée se sont notablement agrandies ; les dimen-

— 64 —

sions sont, en effet, aujourd'hui de 125 millimètres de longueur
sur 120 millimètres de largeur.

Cette observation démontre que les conclusions de
Meyer, disant qu'il y a TOUJOURS rétraction des surfaces
greffées, comportent quelques exceptions et qu'au contraire, il y a quelquefois agrandissement ; en effet, si nous
comparons les surfaces de la plaie primitive et de la surface greffée après guérison, nous trouvons : *Plaie primitive :* longueur, 193 mm., largeur, 104 mm.; *surface
greffée, après guérison :* longueur, 235 mm., largeur,
120 mm.

OBSERVATION V
(Due à l'obligeance de M. Nové-Josserand)

Maria V..., âgée de treize ans, entre à l'hôpital de la Charité, en
mars 1894, pour brûlure très étendue du thorax, du cou et du bras
droit, qui avait été causée deux mois auparavant par le renversement d'une marmite pleine d'eau bouillante. Pendant les années
1894 et 1895, la malade fut soignée par des pansements ordinaires
faits particulièrement avec de la vaseline boriquée. Dès le début du
traitement, on remarqua une tendance considérable aux hémorragies : les simples pansements provoquaient non seulement des
hémorragies en nappes abondantes, mais de véritables hémorragies artérielles qui se produisaient en jets; à diverses reprises on
tenta de faire des greffes sur cette surface. M. le Dr Levrat
fit, en 1895, une tentative de greffe animale, avec la peau de gre-
nouille, qui demeura sans résultat. En juillet 1895, M. le Dr Adenot essaya de faire des greffes dermo-épidermiques prises à la
cuisse de la malade. Quelques ilots persistèrent, et la plus grande
partie des greffes disparurent. Le 10 novembre 1895, M. Nové-
Josserand entreprit de combler cette perte de substance par des
greffes dermo-épidermiques, faites d'une manière suivie. L'état de

la malade était alors le suivant : une grande surface ulcérée occupait le dos, allant de l'une à l'autre épaule et descendant jusqu'au niveau de l'angle inférieur de l'omoplate, remontant en haut jusqu'au cuir chevelu. Sur le côté droit du cou, la surface ulcérée se continue, allant sans interruption de l'oreille jusqu'au niveau de l'articulation de l'épaule. Enfin, sur la face antérieure du thorax, elle descend sous forme d'une languette large de trois à quatre doigts, jusqu'à 6 centimètres au-dessous de la clavicule. Cette immense plaie était recouverte par des bourgeons exubérants ecchymotiques soulevés çà et là par de véritables trombus, et au niveau desquels le moindre attouchement déterminait aussitôt une hémorragie abondante. L'état général de cette malade était demeuré assez satisfaisant. Il était impossible de songer à recouvrir en une seule séance toute cette vaste plaie; on fit cinq séances successives, à des intervalles de huit à dix jours, transplantant en moyenne cinq à huit lambeaux par séance, les résultats immédiats furent satisfaisants, la plaie changea manifestement d'aspect, les hémorragies devinrent moins abondantes et la suppuration fut un peu diminuée; le plus grand nombre des greffes avaient pris et semblaient devoir persister. On interrompt momentanément les séances de greffes vers le milieu de décembre pour voir ce qu'elles vont devenir. A partir de ce ce moment, on vit que progressivement les greffes, loin de s'étendre, avaient plutôt de la tendance à se laisser dévorer par les bourgeons charnus, et l'on vit que peu à peu elles diminuaient de longueur et de largeur, pour disparaître tout à fait; il est incontestable que sous l'influence des greffes ou peut-être simplement des pansements très soigneux qui avaient été faits, la plaie s'était améliorée et avait un peu diminué d'étendue. la cicatrisation au niveau des bords semblait avoir fait quelques progrès; mais il n'en est pas moins vrai que les greffes ont échoué complètement, ce qu'il faut attribuer sans doute aux hémorragies et au mauvais état antérieur de la plaie.

Observation VI

(Due à l'obligeance de M. Nové-Josserand)

Marguerite M..., deux ans et demi, entre à la Charité au mois d'octobre 1895, pour brûlure étendue de la face antérieure du thorax, causée par de l'eau bouillante. Sous l'influence des pansements, certains points de la plaie où la brûlure paraissait être superficielle guérirent spontanément ; mais il restait cependant, plus d'un mois après, une surface de forme irrégulière, mesurant 17 centimètres de longueur sur 16 de large, qui ne paraissait avoir aucune tendance à se cicatriser.

Des greffes furent pratiquées à partir du 15 novembre. On fit quatre séances successives, au bout desquelles les transplants avaient recouvert dans sa totalité la surface ulcérée; toutes les greffes furent appliquées au contact les unes des autres, et elles prirent toutes si bien que, le 23 décembre, la petite malade pouvait quitter l'hôpital complètement guérie. La surface greffée présentait l'aspect, la coloration et la souplesse de la peau normale ; on ne voyait pas entre les lambeaux transplantés de traces de tissu cicatriciel ; c'est certainement le plus beau résultat qu'on puisse espérer des greffes d'Ollier.

Observation VII

(Due à l'obligeance de M. Nové-Josserand)

Louis Ch..., quatre ans et demi, se brûla au mois d'octobre, en mettant le feu à son tablier. Il présenta des brûlures multiples de la face et du thorax, mais la plus importante siégeait au niveau de la face interne du bras droit, descendant jusqu'au niveau du coude, s'étendant transversalement sur une largeur d'environ 6 centimètres, et se continuant par en haut avec une brûlure actuellement cicatrisée, occupant le bord antérieur de l'aisselle et s'étendant assez bas sur le thorax. La cicatrisation de la partie interne de cette brûlure avait déterminé la formation d'une bride cicatricielle qui occupait le bord antérieur de l'aisselle et empêchait l'élévation du bras dans une forte proportion. Le 25 novembre, on pratiqua l'opération suivante : libération par une incision en forme de V et mobilisation de la bride cicatricielle de l'aisselle, de manière à permettre l'élévation du bras, après quoi on recouvre par des lambeaux dermo-épidermiques pris à la cuisse, toute la surface de la brûlure et de la plaie qui résultait de la mobilisation de la bride cicatricielle. Trois ou quatre jours après, l'enfant contracta la rougeole et fut envoyé dans le service d'isolement où il resta vingt jours. A son retour, on trouva que les greffes avaient complètement disparu. On pratiqua alors une deuxième séance de greffe, et on recouvrit encore toute la surface, mais l'appareil plâtré qui servait à l'immobilisation du membre se déplaça et plusieurs greffes furent entrainées. On dut alors les replacer dans une troisième séance. Elles prirent cette fois et la cicatrisation fut complète.

L'examen de la surface greffée, soit environ un mois et demi après la dernière séance des greffes, montre que les lambeaux greffés au nombre de huit ont tous persisté, mais ils ont subi une rétraction considérable. Ils sont plissés, présentent un aspect bosselé, et sont séparés les uns des autres par un véritable tissu cicatriciel ; la bride cicatricielle de l'aisselle s'est en partie reformée, mais elle permet l'élévation du bras au delà de l'angle droit, et on a lieu d'espérer qu'elle pourra être assouplie par des exercices ultérieurs. En somme, dans ce cas, les greffes ont pris et ont persisté; elles ont amené la guérison rapide d'une brûlure qui, vraisemblablement, n'aurait pu guérir spontanément qu'en provoquant une rétraction cicatricielle considérable, incompatible avec le fonctionnement du membre : le résultat est donc, somme toute, satisfaisant.

Observation VIII

(Due à l'obligeance de M. Nové-Josserand)

Un enfant de dix ans fut amené à la Charité, au mois d'août 1895, pour une brûlure ancienne de l'épaule et du cou, à peu près entièrement cicatrisée, mais qui avait laissé sur la face antérieure du cou une cicatrice exubérante et rétractile, formant une sorte de bride qui se tendait fortement dans l'extension de la tête, et, au niveau de l'aisselle gauche, une large adhérence entre le bras et le thorax qui ne permettait pas au bras de s'écarter du tronc d'un angle plus grand qu'environ 45 degrés. On pratiqua l'opération suivante, qui n'eut pour objet, de par la volonté des parents, de n'enlever que la bride cicatricielle axillaire. Une incision faite sur la crête saillante de la bride, permit de le dédoubler en deux feuillets.

Chacun d'eux fut divisé en son milieu par une incision partant perpendiculairement du milieu de la première incision et disséqué aussi loin que cela fut nécessaire pour trouver des tissus souples et placer le bras dans la position verticale. Cette dissection dut être poursuivie, notamment en arrière, très loin, si bien que lorsqu'elle fut achevée il y avait, en raison de la rétraction des lambeaux, une grande perte de substance qui occupait tout le creux de l'aisselle. On tailla alors dans la région du dos un grand lambeau qui demeura adhérent à sa partie supérieure par un pédicule large d'environ 4 centimètres. Ce lambeau fut basculé de manière à reconstituer la peau du creux de l'aisselle. Son bord inférieur devenu antérieur fut suturé au niveau du bord antérieur de l'aisselle avec les restes de la cicatrice ; on plaça alors un appareil plâtré, maintenant le bras dans l'élévation complète et on fit le pansement.

Au bout de huit jours on vit que le lambeau était parfaitement vivant et que la cavité axillaire était ainsi reconstituée; il restait alors à combler : 1° deux petites pertes de substance longues de 5 à 6 centimètres, larges de 2 à 3 existant l'une un peu en dessous de la clavicule, l'autre au niveau de l'épine de l'omoplate ; 2° une large perte de substance dorsale résultant de la taille du lambeau.

On entreprit alors de combler ces pertes de substance par des greffes autoplastiques : une seule application suffit à combler les deux petites pertes de substance supérieure. On obtint un tissu ressemblant à du tissu de cicatrice, mais ne paraissant avoir aucune tendance à se rétracter. Quant à la grande perte de substance, on ne put la combler en une fois ; les premiers lambeaux appliqués prirent bien, mais par la suite l'enfant devenant indocile, il fut impossible de l'immobiliser d'une façon convenable et l'on dut répéter cinq ou six fois les greffes pour obtenir une guérison à peu près complète. Le tissu qui résultait de ces applications de greffes avait la coloration et l'aspect d'un tissu cicatriciel ; il présentait une notable tendance à la rétraction, mais il est à remarquer qu'il se laissa toujours facilement assouplir, d'abord par les mouvements imprimés au membre, plus tard par les mouvements volontaires de l'enfant. Si bien que le résultat définitif fut bon, l'élévation du bras atteignant 130 à 140 degrés. Nous avons eu récemment des nouvelles de ce malade et on nous a appris que la cicatrisation était demeurée complète et que le résultat fonctionnel était très satisfaisant.

Voici donc encore un bon résultat, mais qui a été laborieusement acquis. Nous n'avons pas observé, dans ce cas comme dans les autres, la persistance des greffes à l'état de tissu distinct. Il ne nous semble pas pourtant que la guérison spontanée ait pu se faire aussi vite, et nous insistons surtout sur la souplesse de ce tissu cicatriciel qui nous a permis de le distendre ultérieurement, en quelque sorte à volonté. Quant aux difficultés que nous avons eues à faire tenir en place les dernières greffes, il faut les attribuer, croyons-nous, surtout à l'indocilité de l'enfant et aux mouvements respiratoires qui déterminaient un frottement incessant du pansement contre la surface greffée.

OBSERVATION IX

(Due à l'obligeance de M. Nové-Josserand)

Un enfant de douze ans présentait à la suite d'une brûlure un ectropion cicatriciel de la paupière supérieure de l'œil gauche, il fut opéré au mois d'octobre 1895 par M. le Dr Adenot, qui, après avoir libéré sa paupière supérieure fit descendre par glissement un lambeau pris dans la région frontale et laissa la place de ce lambeau se cicatriser par bourgeonnement. Au bout d'environ trois semaines l'ectropion s'était en grande partie reproduit et la rétraction de la surface granuleuse frontale menaçait de s'exagérer encore. M. Nové-Josserand fit alors l'opération suivante : dans un premier temps, il recouvrit de greffe autoplastique la surface bourgeonnante qui présentait une longueur d'environ 8 centimètres sur une largeur de 5 centimètres.

Toute la surface fut recouverte par des greffes dont les bords chevauchaient. La prise fut remarquable, au bout de huit jours la guérison était complète. Dans un deuxième temps opératoire, il pratiqua alors une incision curviligne au-dessus de la paupière supérieure permettant de libérer celle ci, de l'abaisser et de pratiquer après avivement des bords des paupières, la suture des paupières ; il restait alors une perte de substance longue de 4 à 5 centimètres, large d'environ 2 centimètres, qui fut séance tenante recouverte avec une greffe autoplastique. Les paupières furent séparées environ trois semaines après par M. le Dr Coronat. Cet enfant a été revu environ trois mois après par M. Nové-Josserand. L'ectropion peut être considéré comme guéri. Cependant la paupière ne recouvre que difficilement et seulement pendant l'occlusion forcée l'angle interne de l'œil. La greffe faite immédiatement au-dessus de la paupière a subi une rétraction considérable, de 2 centimètres de large, elle s'est rétrécie jusqu'à ne présenter qu'une largeur de 5 millimètres environ. La greffe faite sur la surface granuleuse du front est beaucoup plus intéressante, elle ne s'est à peu près pas rétractée, sa couleur encore un peu foncée tend, au dire des parents, à s'éclaircir tous les jours davantage et à prendre la coloration de la peau normale. On voit nettement les greffes avec une coloration plus jaunâtre que le tissu ambiant, leur surface est lisse et présente le velouté de la peau normale. Elles sont séparées les unes des autres par de minces traînées cicatricielles de coloration un peu plus rouge. La sensibilité des greffes paraît normale. Les deux pointes du compas de Webre sont perçues avec un écartement de 5 millimètres ; on voit un ou deux poils se dresser à la surface d'une greffe. Nous n'avons pas pu avoir de renseignements précis au sujet de la secrétion sudorale.

Observation X

(Due à l'obligeance de M. Nové-Josserand.)

Un enfant de quatre ans est amené à la Charité au mois de décembre 1895, pour les suites d'une brûlure qui a occasionné antérieurement l'amputation de la main et qui laisse persister une bride cicatricielle du coude maintenant celui-ci en flexion à angle aigu.

On pratique la dissection de cette bride de manière à permettre l'extension complète de l'avant-bras et on pratique des greffes sur la grande perte de substance qui en résulte. Celle-ci s'étend sur toute la demi-circonférence antérieure du membre, depuis le tiers supérieur du bras jusqu'au voisinage du poignet. Plusieurs des greffes appliquées ont pris, mais quelques-unes se sont résorbées, ce qui laisse une perte de substance étroite, mais assez longue, qu'on laisse se combler spontanément.

CONCLUSIONS

I. La greffe autoplastique, telle que M. le professeur Ollier l'a décrite pour la première fois en 1872, a pris depuis l'antisepsie un développement important et elle est devenue une opération de pratique courante.

II. Des faits, aujourd'hui nombreux, montrent que les greffes prennent et sont capables de persister et de donner des résultats éloignés satisfaisants.

III. Elles doivent être employées dans tous les cas où, pour une raison quelconque, on ne peut recourir aux procédés ordinaires d'autoplastie. Leur indication principale se tire surtout de la grande étendue des plaies à recouvrir.

IV. On peut aussi utiliser les greffes en les combinant avec les autoplasties ordinaires où elles sont d'un précieux secours.

V. Toutes les plaies, quelles que soient leur origine et

leur nature (sauf, bien entendu, les néoplasmes), peuvent bénéficier des greffes autoplastiques.

VI. Bien qu'il faille admettre, dans beaucoup de cas, une rétraction notable des lambeaux et des plaies après la guérison, les greffes autoplastiques peuvent être employées avec avantage dans certaines opérations orthopédiques et notamment dans la cure des cicatrices vicieuses.

BIBLIOGRAPHIE

Ollier, *Communication sur les greffes dermo-épidermiques ou autoplastiques* (Académie des sciences, 1872).

Lauth (E. D.). Les greffes épidermiques, revue critique *(Gazette médicale de Strasbourg*, juin, 1871).

Poncet, Des greffes dermo-épidermiques, et en particulier des larges lambeaux dermo-épidermiques *(Lyon Médical, 1871)*.

Colrat, Des greffes épidermiques (Th Montpellier, 1871).

Reverdin (G. L.), De la greffe épidermique *(Archives générales de médecine, 1872, Gazette médicale de Paris*, décembre, 1871).

Marduel, Des greffes cutanées *(Lyon Médical, 1872)*.

Mathias Duval. *Dictionnaire de Jaccoud.*

Thiersch, Des greffes épidermiques *(Berliner klinische Wochenschrift)*.

Deubel. Transmission de la syphilis par des greffes *(Union médicale, 1881)*.

Czerny. Deux cas de tuberculose à la suite des greffes *(Centralblatt für Chirurgie, 1886)*.

Thiersch, Greffe dermo-épidermique *(Centralblatt für Chirurgie, 1886)*.

Plessing. De la greffe de Thiersch *(Archives für klinische Chirurgie*, vol. XXXVII).

Monod, Observations sur la greffe de Thiersch *(Bulletin de la Société de chirurgie*, t. XIV, n° 3.

Lucas Championnière, Discussion sur les greffes *(Bulletin de la Société de chirurgie, 1888)*.

Chevillot, *Les greffes dermo-épidermiques. Procédé de Thiersch* (Th. Paris, 1881).

Thierry. *Des greffes cutanées et de leur emploi dans les ulcères trophiques* (Th. Paris, 1889).

Manceaux, *Greffe de Thiersch* (Th. Nancy, 1890).

Staniou Protopopesco, *De la greffe d'Ollier-Tiersch* (Th. Paris, 1892).

Urban, La greffe de Thiersch (*Semaine médicale*, 1892).

Heydenreich, La greffe de Thiersch *(Semaine médicale,* **1888).**

Hirschberg, De la réapplication des lambeaux cutanés complète-ment séparés du corps *(Archiv. für klinische Chirurgie,* XVLVI).

Watson, Modifications du manuel opératoire de Thiersch *(Boston Medical Journal,* 1892).

Krause, De la transplantation de grands lambeaux cutanés non pédiculés *(Archiv. für klinische Chirurgie.* XLVI).

Tuerka, Contribution à l'étude de la méthode des greffes cutanées de Thiersch *(Weiner Wochenschrift,* 1893).

Schnitzler et Ewald, Contribution à la technique de la greffe cutanée de Tiersch *(Centralblatt chirurgie,* 1894).

Nogué Raymond, *Des greffes dermo-épidermiques à lambeaux confluents* (Th. de Paris, 1891).

Lartail, *Des transplantations de peau et de muqueuse animales sur les plaies de l'homme* (Th. de Paris) 1894).

Monod, Greffes de Thiersch *(Société de chirurgie,* 1894).

Grotz, Le scalp et son traitement par les greffes d'Ollier-Thiersch *(Semaine médicale,* 1895).

Helferich, Greffe de Thiersch *(Deutsche Medecin,* 1894).

Murray, Greffe de Thiersch sur vaste brûlure *(New-York chirurgical Society,* 1892).

Trichet, *Procédé d'autoplastie de la main* (Th. Paris, 1893).

Meyer, Zur frage der narben contraction bei Transplantationen nach Thiersch *(Deutsche medecin. Wochenschrift,* 1894).

Ollier, Greffes autoplastiques ou dermo-épidermiques *(Lyon Médical,* 1895).

Wentscher, Modifications à la greffe de Thiersch *(Berliner Wochenschrift,* 1894).

Lejars, *Cliniques de Paris,* 1895.

Lyon. — Imp. A. Rey, 4, rue Gentil. — 13011